r.白澤の
ココナッツミルク・ダイエット

順天堂大学大学院教授　順天堂大学大学院協力研究員
白澤卓二／ダニエラ・シガ著

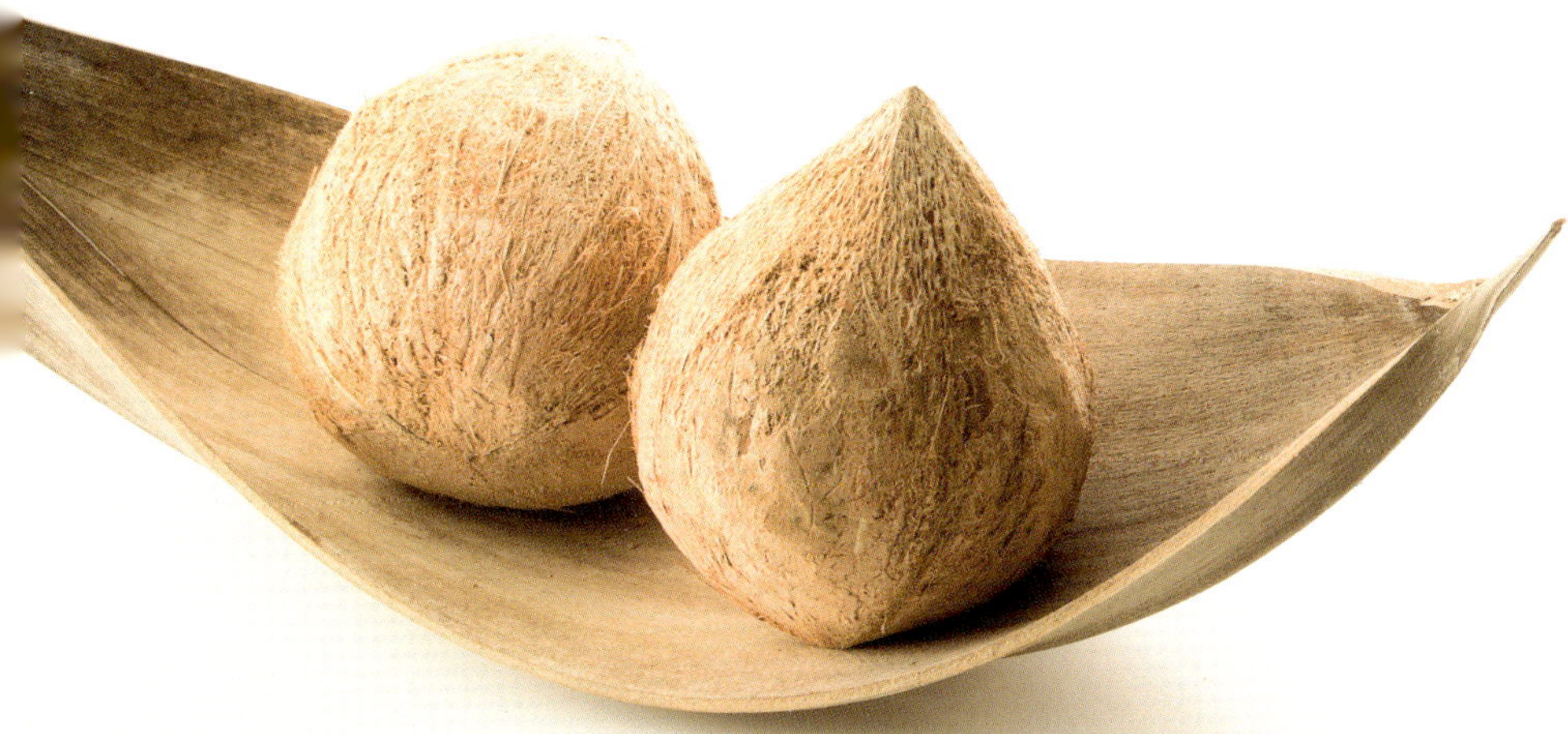

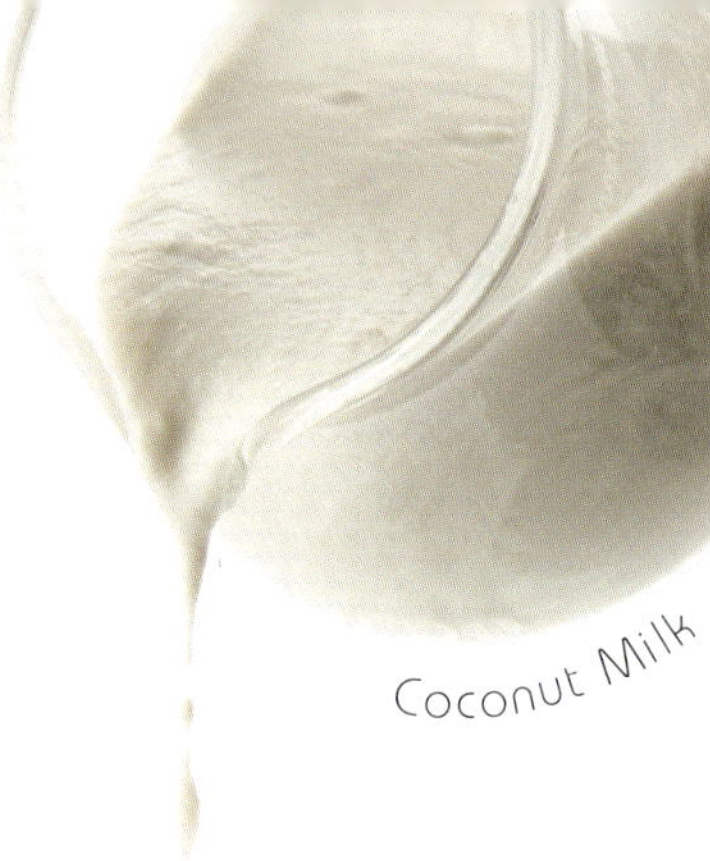

最新の医学情報をもとに考案された ココナッツミルク・ダイエット

テレビやインターネットでは、常に新しいダイエット情報が氾濫しています。それだけ「やせたい」と願っている人が多いからでしょう。ダイエットは現代人にとって永遠のテーマのひとつかもしれません。

さまざまなダイエットの方法がありますが、やはり注目が集まるのは、

「○○を食べるだけでやせた！」

「△△をするだけでやせる」

という特定の食べ物や方法をすすめるダイエットのように感じます。

こんなあおり文句に惑わされて、つい試してみたけれど体重はほとんど変わっていなかった……。そんな経験はないでしょうか。

ココナッツミルクでダイエットができる！ と聞くと、これらと同じように感じるかもしれませんが、そんなことはありません。私がこれまでに得たエビデンス（科学的根拠）から、確実に効率よくやせるためにたどり着いた究極のダイエットと言ってもいいでしょう。

私たちが太るのは、栄養素からエネルギー源をつくる体内のエネルギー代謝プログ

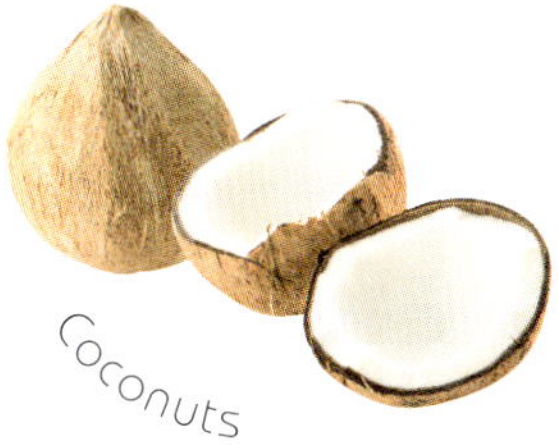

ラムに間違いが生じているからです。この間違いを正さないかぎり、本当の意味でやせることはありません。食べる量（カロリー）を減らして、一時的に体重が減少したとしても、やせる前の食生活に戻ってしまうとまた太ってしまいます。

カロリーだけをベースにしたダイエットは続かない、根本的な解決にはならないというのが、私がたどり着いた結論です。

はっきり言いましょう。ごはんやパン、めんなどの主食を中心とした食事を続けているかぎり、あなたの脂肪は頑固に居座ります。

逆に食事を変えることができれば、あなたの体内のエネルギー代謝プログラムの間違いを正し、体の仕組みそのものが改善されて確実に体重が減り、二度と太らないやせ体質を手に入れることができるのです。

そして、食事を変えるためのサポーターとなるのがココナッツミルクです。ココナッツミルクを毎日とることで、あなたの体は脂肪が燃焼しやすい状態になり、自然と体重が落ちていくのです。ココナッツミルクを使ってどうやせるのか、本書では詳しいメカニズムや実践方法をわかりやすく解説しています。

本書がやせたいと願うあなたの一助となることを願っています。

白澤 卓二

Dr.白澤のココナッツミルク・ダイエット

Contents

1章 ココナッツミルクはこんなにスゴイ!

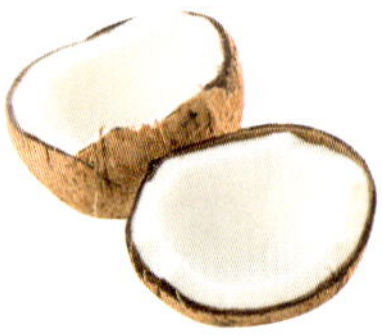

2章

ココナッツミルクでやせる＆心身が活性化する！

3章

ココナッツミルクでケトン体質を手に入れよう

4章

ココナッツミルクのおいしいダイエットレシピ

糖質オフでヘルシーにやせる！

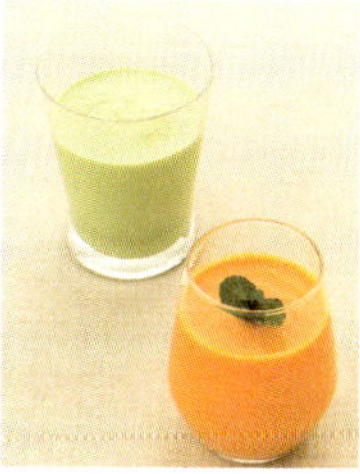

ドリンク

スープ

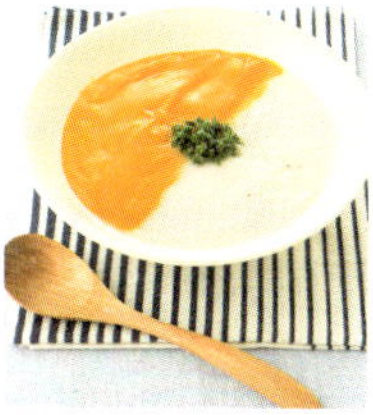

サイドディッシュ

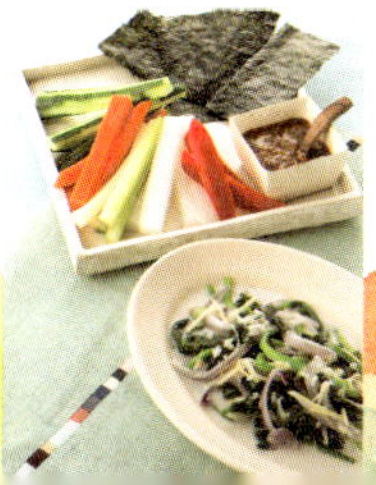

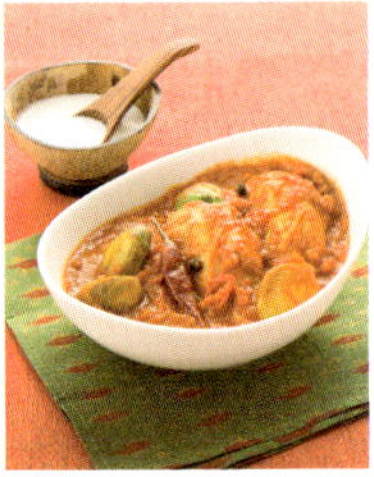

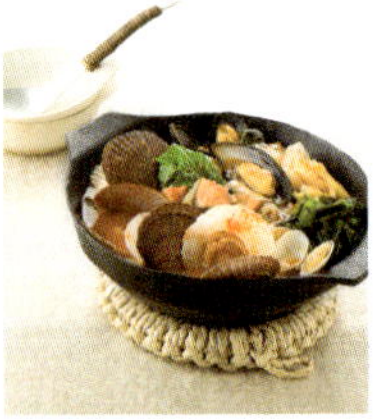

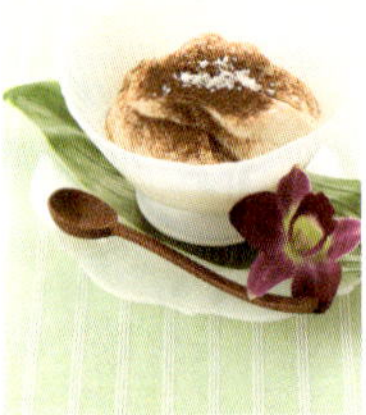

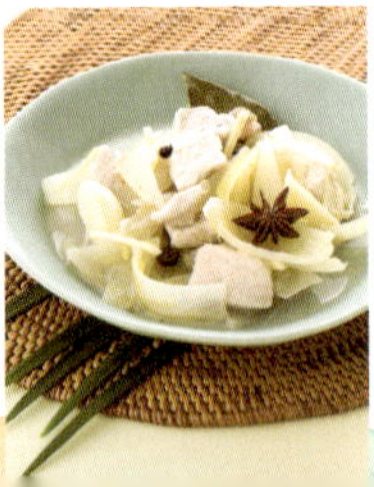

1章

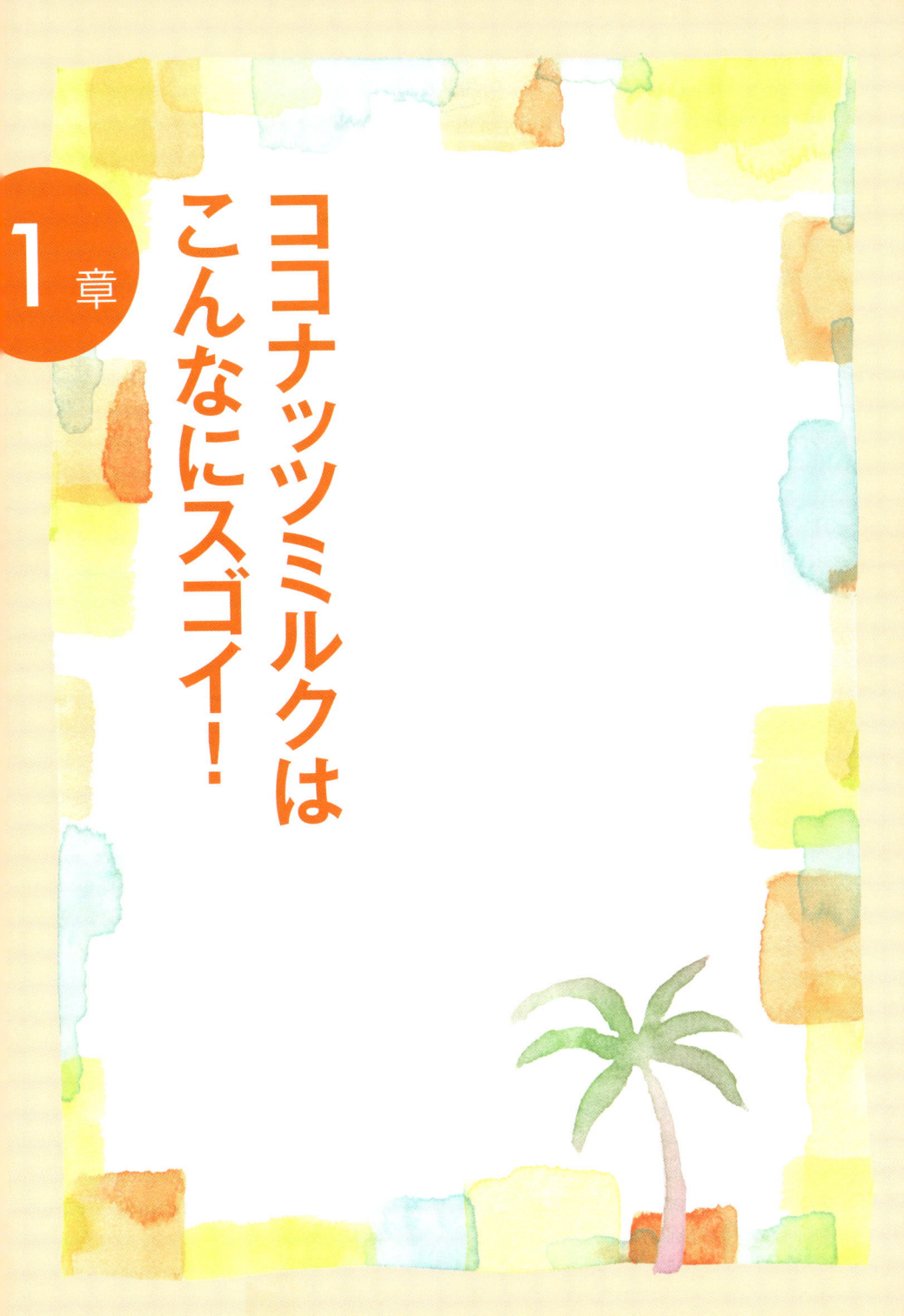

ココナッツミルクは こんなにスゴイ！

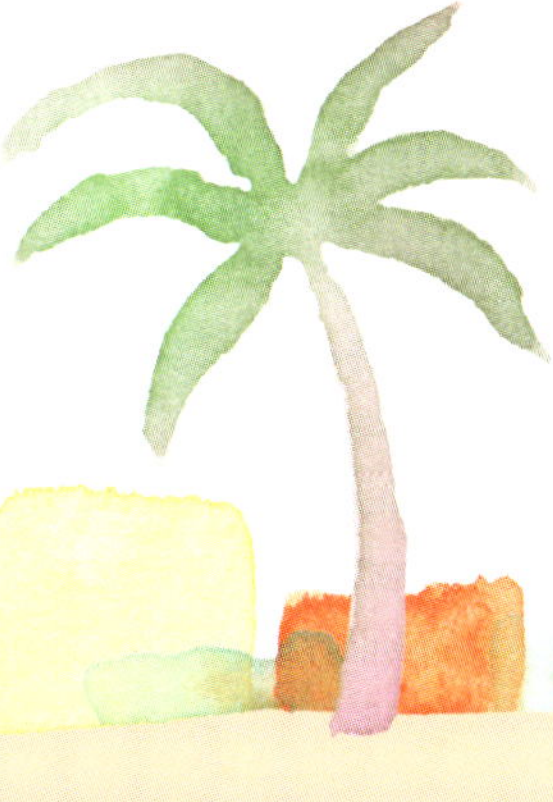

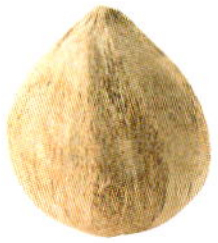

大人気のココナッツオイル その秘密はケトン体

いま、ココナッツオイルが大変な人気です。ココナッツオイルを手に入れたくても売り切れでなかなか手に入らない、そんな声も聞こえてきます。

そんなあなたに朗報です。美容と健康に役立つのは、ココナッツオイルだけではありません。ココナッツオイルと同じく、ココヤシ（ココナッツ）からできるココナッツミルクにも同じ効果があります。

むしろ、ダイエット効果という点で考えると、ココナッツオイルよりもココナッツミルクのほうが適していると言ってもいいでしょう。

まずは、ココナッツオイルがなぜ美容と健康に役立つのか、それについてご説明しましょう。

中鎖脂肪酸とケトン体がカギだった！

ココナッツオイルには、ダイエット、認知症の予防・改善、糖尿病の予防・改善、中性脂肪・コレステロールの低下、脳卒中や心筋梗塞の予防、認知機能アップ、免疫力アップなどさまざまな効果があると言われています。

テレビやインターネットで、ある食材の健康効果が紹介されると、その食材があっという間にスーパーから消えてしまう……。こうした現象がよく見られます。

残念なのは、ほとんどの人が、

「これを食べればいいのね」

「とにかく〇〇を食べればいいらしい」

と、「その食材がなぜ美容や健康にいいのか」まで考えず、片端から商品を買い占めてしまい、品切れ状態が続くうちに一時的なブームに終わってしまうという、まるではやりもののように扱われてしまっている点です。

どの食材にも健康効果をもたらすきちんとした理由があります。そして、健康効果が現れる効果的な食べ方もあります。やみくもにその食材だけを食べればいいというわけではありません。

この本を読んだ方には、ココナッツミルクはもちろんですが、ココナッツオイルも含めて、「どうしていいのか」を理解していただきたい。そう願っています。

では、ココナッツミルクやココナッツオイルの何が、さまざまな健康効果をもたらしているのでしょうか。

ズバリ言いましょう。

それは、ココヤシ（ココナッツ）に含まれている「中鎖脂肪酸《ちゅうさしぼうさん》」です。

さらに詳しく言うと、体内で中鎖脂肪酸から合成される「ケトン体」が、私たちの美容と健康に役立つ物質であることがわかったのです。

中鎖脂肪酸もケトン体も聞いたことがない、という人がほとんどかもしれません。中鎖脂肪酸とケトン体について説明するには、体内でどのようなことが起こっているのか、生理学的な反応について詳しい解説が必要です。これについては第2章で述べることにします。

まずは、中鎖脂肪酸とケトン体、このふたつの言葉と、ココナッツミルクやココナッツオイルに「中鎖脂肪酸」が含まれていて、摂取すると体内で「ケトン体が合成される」ことを覚えておいてください。

ココナッツミルクにも中鎖脂肪酸が豊富

ココナッツオイルが最近大注目されているのは、ココナッツオイルに豊富に含まれている中鎖脂肪酸に、アルツハイマー型認知症の認知機能を改善する効果が認められたからです。

中鎖脂肪酸は原料であるココヤシ（ココナッツ）に含まれているのですから、同じ原料からつくられているココナッツミルクにも、当然のことながら中鎖脂肪酸は豊富に含まれています。これをもっと多くの人に知ってもらいたいので、本書ではココナッツミルクの魅力について余すところなくご紹介していきます。

ココナッツオイルの健康効果はココヤシに含まれる中鎖脂肪酸によるもの。ココナッツミルクにも中鎖脂肪酸が豊富に含まれている。

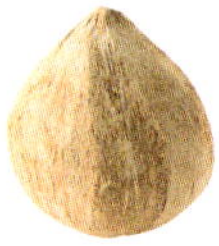

ココナッツミルクには
オイルと同じ効果がある！

もうご存じかもしれませんが、まずはココナッツミルク&オイルのさまざまな健康効果をご紹介しましょう。たくさんありすぎて驚かれるかもしれません。

これらはすべて「中鎖脂肪酸」と「ケトン体」によるものがほとんどです。

■ダイエット効果

ココナッツミルク&オイルはダイエットの強い味方となります。なぜなら、体内の脂肪の燃焼を促してくれるからです。脂肪から合成されるのがケトン体です。また、ケトン体には食欲を抑制する作用があることが、マウスの実験によって確認されています。

■認知症の予防・改善

アルツハイマー型認知症の患者さんは、症状が進行すると脳が変性して、ブドウ糖をエネルギー源として利用できなくなってしまいます。

そのため、脳の神経細胞はエネルギーが枯渇《こかつ》してガス欠状態に陥り、認知機能が著しく低下してしまうのです。

ケトン体はブドウ糖とはまったく異なるエネルギー源です。アルツハイマー型認知症の患者さんに行った実験では、ケトン体の血中濃度がアップすると認知機能に改善がみられるという報告があります（51ページ参照）。

また、ケトン体をエネルギー源として活用するようになれば、糖質の過剰摂取を避けることになり、認知症のリスク要因である糖尿病や脂質異常症（高脂血症）の予防に役立ちます。そのため、認知症の予防にも役立つと言われています。

■糖尿病の予防・改善

糖尿病は、糖質の過剰摂取や運動不足などによって、血液中のブドウ糖が高いまま下がらない状態のことです。血糖値が高い状態が続くと血管の動脈硬化が進行してもろくなり、詰まりやすく、切れやすくなってしまいます。

ブドウ糖以外のエネルギー源であるケトン体を体内で合成できるようになれば、高血糖状態に陥りにくく、糖尿病に陥るリスクを低下できると言えます。

最近では糖質を制限するよう患者さんにすすめる医師も徐々に増えつつありま

す。糖質を制限するとケトン体の合成が促されるので、「糖質制限食＝ケトン体の合成を促す食事」と考えていいでしょう。

ケトン体の合成を促す食生活は、健康な人では心配ありませんが、糖尿病の患者さんは主治医の指示に従って行うようにしましょう。

■中性脂肪・コレステロールを低下

血糖値が高い状態が続くと、使い切れなかった脂肪は中性脂肪に変えられて脂肪細胞にため込まれます。そして、最新の研究では、中性脂肪が高いと動脈硬化の進行を促す悪玉コレステロール（ＬＤＬコレステロール）も高くなる傾向がみられるそうです。糖質の過剰摂取は糖尿病だけでなく、脂質異常症のリスクも高めることがわかってきました。

糖質だけではありません。魚に含まれるＥＰＡやＤＨＡなど一部の脂質を除いて、脂質の過剰摂取が中性脂肪やコレステロールの異常を招くことも、とてもよく知られています。

実は、中鎖脂肪酸はこの一部の脂質に入ります。一般的な脂質は分解されにくく、脂肪として体内にため込まれやすくなっています。ところが、中鎖脂肪酸は消化・吸収されるとそのまま肝臓に運ばれて効率よく分解され、ケトン体というエネルギー源につくりかえられます。

エネルギー源として燃焼しやすいので、中性脂肪やコレステロールが上昇する心配がありません。ほかの脂質を控えてココナッツミルク&オイルをとることで、中性脂肪やコレステロールの改善が期待できます。

■脳卒中や心筋梗塞の予防

生命の危険もある脳卒中や心筋梗塞は、脳や心臓の血管の動脈硬化が進行して内部が狭く、もろくなり、血管が切れたり、詰まったりして発症します。動脈硬化の進行には、高血糖、脂質異常が大きく関係しています。

エネルギー源をブドウ糖だけに依存する生活を続けていると、血糖値や中性脂肪、LDLコレステロールが高くなりがちで、動脈硬化が進行するリスクが高くなります。体内でケトン体を合成できるようになればこれらの改善につながり、それが動脈硬化予防、ひいては脳卒中や心筋梗塞の予防に役立ちます。

■免疫力アップ

中鎖脂肪酸のひとつであるラウリン酸は、抗菌作用が非常に強いことが知られています。ココナッツオイルプリングという、ココナッツオイルで口をすすぐ健康法は、ラウリン酸の抗菌作用によって歯周ポケットに存在する雑菌を激減させ、歯周病を予防する効果が絶大であると人気です。

ほかにも、皮膚の炎症にも効果があると言われており、ココナッツオイルを皮膚にそのまま塗り、黄色ブドウ球菌に対する抗菌対策や、皮膚の乾燥対策に用いられることもあります。

■長寿遺伝子が活性化する

ケトン体にはすばらしい効果が認められていますが、つい最近、ケトン体そのものが抗酸化物質であることが、米国カリフォルニア州立大学サンフランシスコ校のエリック・バーデン博士によって明らかになりました。

エリック博士の研究報告によると、「ケトン体のひとつであるβ《ベータ》ヒドロキシ酪酸は、活性酸素を無害化する酵素を活性化する」そうです。このすばらしい研究論文は、世界でも権威のある科学誌『サイエンス』に掲載されました。

活性酸素は私たちの体を老化させ、動脈硬化やがんなどさまざまな病気を招く物質です。活性酸素を無害化することができれば、老化の抑制、病気予防に役立つだろうと期待されています。

また、ケトン体が体内で合成されているときは、長寿遺伝子のサーチュイン3が活性化していることがわかっています。長寿遺伝子は私たちの体の老化をコントロールしていて、すべての人が持っていますが、ふだんは休眠状態にありスイッチが入っていません。カロリー（エネルギー量）を制限すると活性化することがよく知られていますが、マウスの実験ではサーチュイン3が活性化していないとケトン体も合成されないことが明らかになっています。

つまり、ケトン体が合成されているときは、サーチュイン3が活性化していると考えていいでしょう。ケトン体は健康長寿にも一役買っているのです。

中鎖脂肪酸とケトン体がどんなものかがわからなくても、私たちにどれだけいい効果をもたらすかはわかっていただけたのではないでしょうか。これらはココナッツオイルだけの効果だと思われがちですが、ココナッツミルクにも中鎖脂肪酸は含まれています。もちろん、ケトン体の合成を促すので、ココナッツオイルとまったく同様の効果が得られます。

ココナッツオイルの健康効果は、ココナッツミルクを摂取することでも同じように得ることができる。

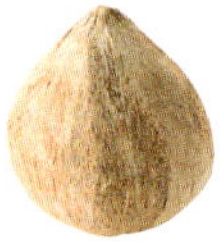

ココナッツミルクからも
ケトン体は合成される

さて、ここからはいよいよココナッツミルクについてお話ししていきましょう。ココナッツミルク＆オイルの効果は主成分である中鎖脂肪酸と、体内で中鎖脂肪酸から合成されるケトン体によるものであるとご説明しました。

もともと、ココナッツオイルが注目されたのでそればかりに注目が集まっていますが、ケトン体の合成を促すのはココナッツオイルだけではありません。ココナッツミルクにも中鎖脂肪酸が含まれていて、ケトン体の合成を促します。

ココナッツミルクについての研究報告はほとんどないので、私の研究室で次ページのような実験を行い、ココナッツミルクを摂取することでどの程度、ケトン体の血中濃度が上昇するのかを調べました。

せっかくなので、本書で紹介しているレシピの「キャロット・スムージー」

ココナッツミルクで ケトン体の血中濃度は上昇する

実験は12名で行った。空腹時にケトン体の血中濃度を測定したあと、キャロット・スムージー（6名）、かきのミルクスープ（6名）をとり、3時間後にふたたび血中濃度を測定した。ココナッツミルクの分量は中鎖脂肪酸が10gになるよう調整し、それぞれ66gずつ加えた。使用したのはアヤム社のココナッツミルクプレミアム。

スムージーを飲んだあとのケトン体
（6名の平均値）

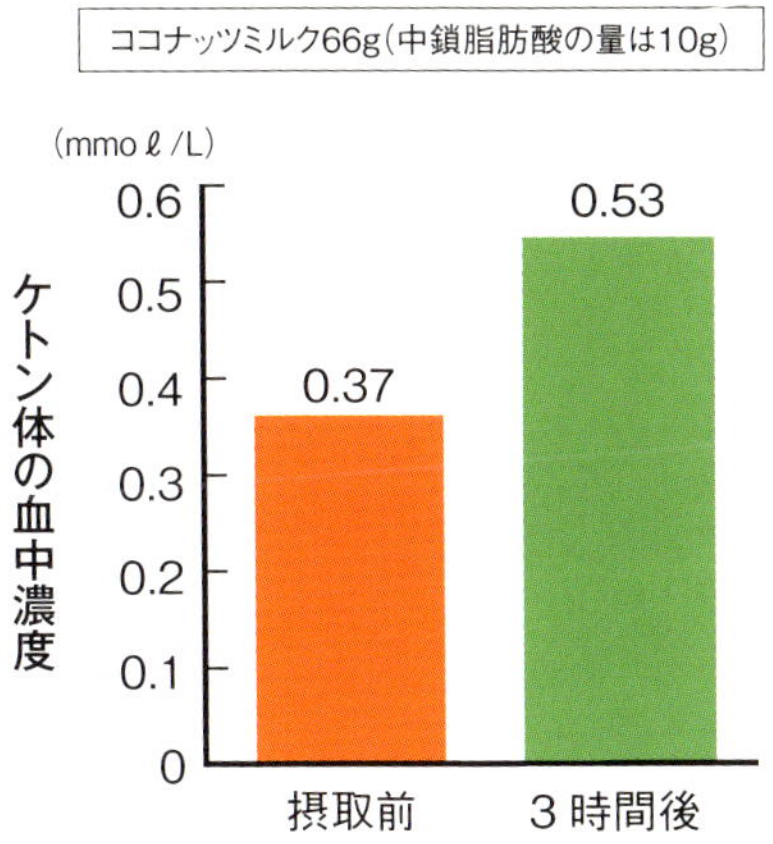

スープを食べた後のケトン体
（6名の平均値）

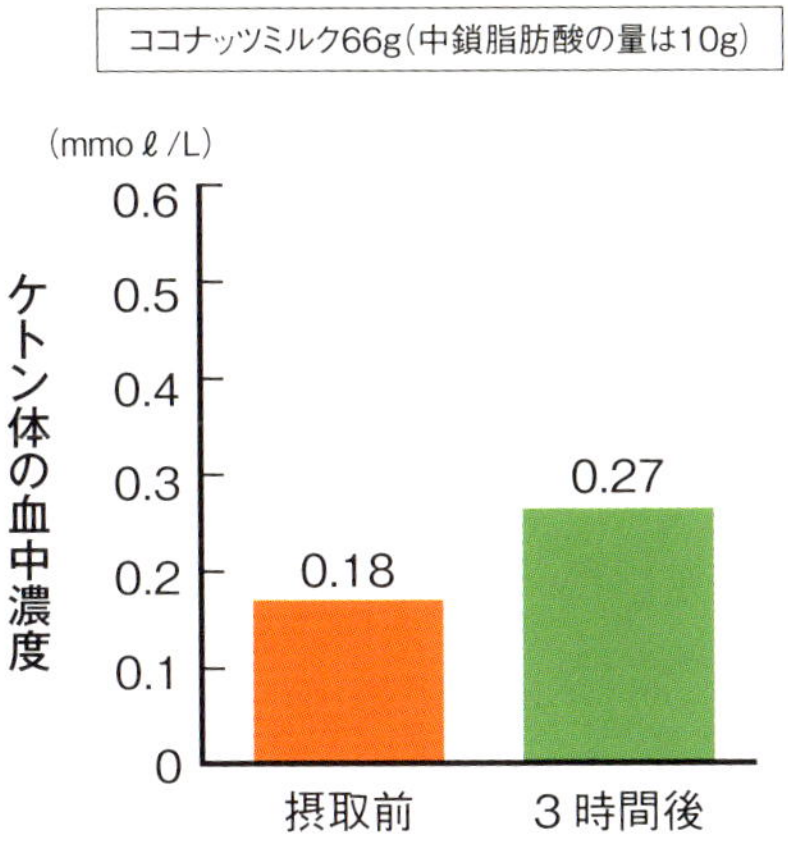

Dr. 白澤もケトン体がアップ!

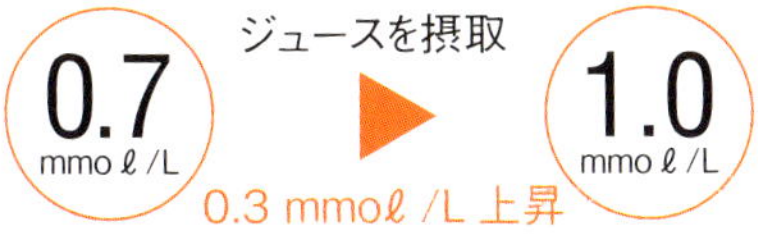

（86ページ）と「かきのミルクスープ」（88ページ）を活用して、ケトン体の血中濃度の変化をチェックしました。

結果は、どちらのメニューもケトン体の血中濃度が上昇しています（21ページ図参照）。スムージーのほうが数値は高くなっていますが、もともとのケトン体の血中濃度が高いことも影響しているのでしょう。

私も実験に参加したのですが、摂取前から0.7 mmol/Lとかなり高い数値で、摂取後は1.0 mmol/Lまで上昇しました。ふだんから糖質を制限しているので、ケトン体がスムーズに合成されていることがわかります。

また、この実験とは別に、同じヒトでコーヒーにココナッツオイルとココナッツミルクを入れて飲み、ケトン体の血中濃度がどの程度上昇するか簡易測定器で調べました。

このときは、ココナッツミルクのほうがケトン体の血中濃度が高くなったという結果が出ています（左ページ参照）。これらの結果から、オイルと同じようにミルクを摂取してもケトン体は合成されることがわかります。

ココナッツオイルと同じようにココナッツミルクを摂取したときも、ケトン体の血中濃度が上昇する。

コーヒーに ココナッツオイル・ココナッツミルクを 加えて飲んだときの ケトン体の血中濃度の変化

ココナッツミルク入りコーヒー

大さじ２杯（30g ／中鎖脂肪酸は約５g）を加えて飲んだ場合
ケトン体の血中濃度は…

摂取前 0.2 ▶ 摂取後４時間 0.4

ココナッツオイル入りコーヒー

大さじ１杯（15g ／中鎖脂肪酸は約 10 g）を加えて飲んだ場合
ケトン体の血中濃度は…

摂取前 0.2 ▶ 摂取後４時間 0.3

ココナッツミルクのほうが中鎖脂肪酸の含有量は少量にもかかわらず、ケトン体の血中濃度が上昇している！

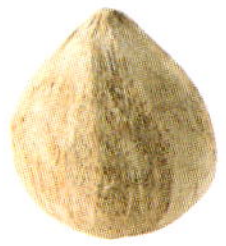

オイルよりもミルクをおすすめする理由

ケトン体が合成されやすい（血中濃度が上昇しやすい）ということは、ダイエット効果やそのほかの効果がココナッツオイルよりも得やすいと考えられます。また、ダイエットという点から考えるとそれ以外にもメリットがあります。

■消化・吸収されやすい、体にたまりにくい

ココナッツオイルは成分の100％が脂質です。100gのうち、50〜60gを中鎖脂肪酸が占めていますが、残りの40〜50gは長鎖《ちょうさ》脂肪酸です。長鎖脂肪酸は消化・分解されにくく、体にたまりやすい脂肪なので、中鎖脂肪酸といっしょにこれらを摂取してしまうのが難点です。ココナッツミルクの脂質は100gのうち20g前後です。このうち、15gほどが中鎖脂肪酸で、長鎖脂肪酸は約5gなのでそれほど多くありません。そう考えると、ココナッツミルクのほうがより消化・吸収されやすく、体にたまりにくいと言えます。

■カロリーが低い

いくら健康にいいと言っても、ココナッツオイルは油です。1g約9kcalと非常に高カロリーなので、たくさんとるとエネルギーの過剰摂取になります。ダイエット目的の場合、なかなかやせないのはココナッツオイルをとりすぎていたということもあります。ココナッツミルクは脂質の含有量がココナッツオイルよりも少ないので、過剰摂取の心配が減ります。

●ココナッツオイル（アヤム社 ココナッツオイル）**100g→900kcal**

●ココナッツミルク（アヤム社 ココナッツミルクプレミアム）**100g→245kcal**

■下痢しにくい

ココナッツオイルをとると下痢をするという人がいます。おそらく、それまでに比べてたくさん脂質をとっているため下痢をするのでしょう。ココナッツミルクは脂質の含有量が少ないせいか、下痢をするという声をあまり聞きません。

ココナッツミルクのほうが脂質の含有量が少ないので、消化・吸収しやすく、過剰摂取する心配がない。下痢にも悩まされにくい。

まず、ここから!

いつもの飲み物・料理に入れてみましょう

ココナッツミルクにさまざまな健康効果があるとわかっても、日本の食卓では、まだなじみが薄いものですね。

でも、心配は無用。毎日の飲み物、いつもの料理に入れてみると、不思議とよく合います。分量はお好みで。

ココナッツミルクの魅力をさらに引き出すレシピは85ページからご紹介します。

いつもの一杯に

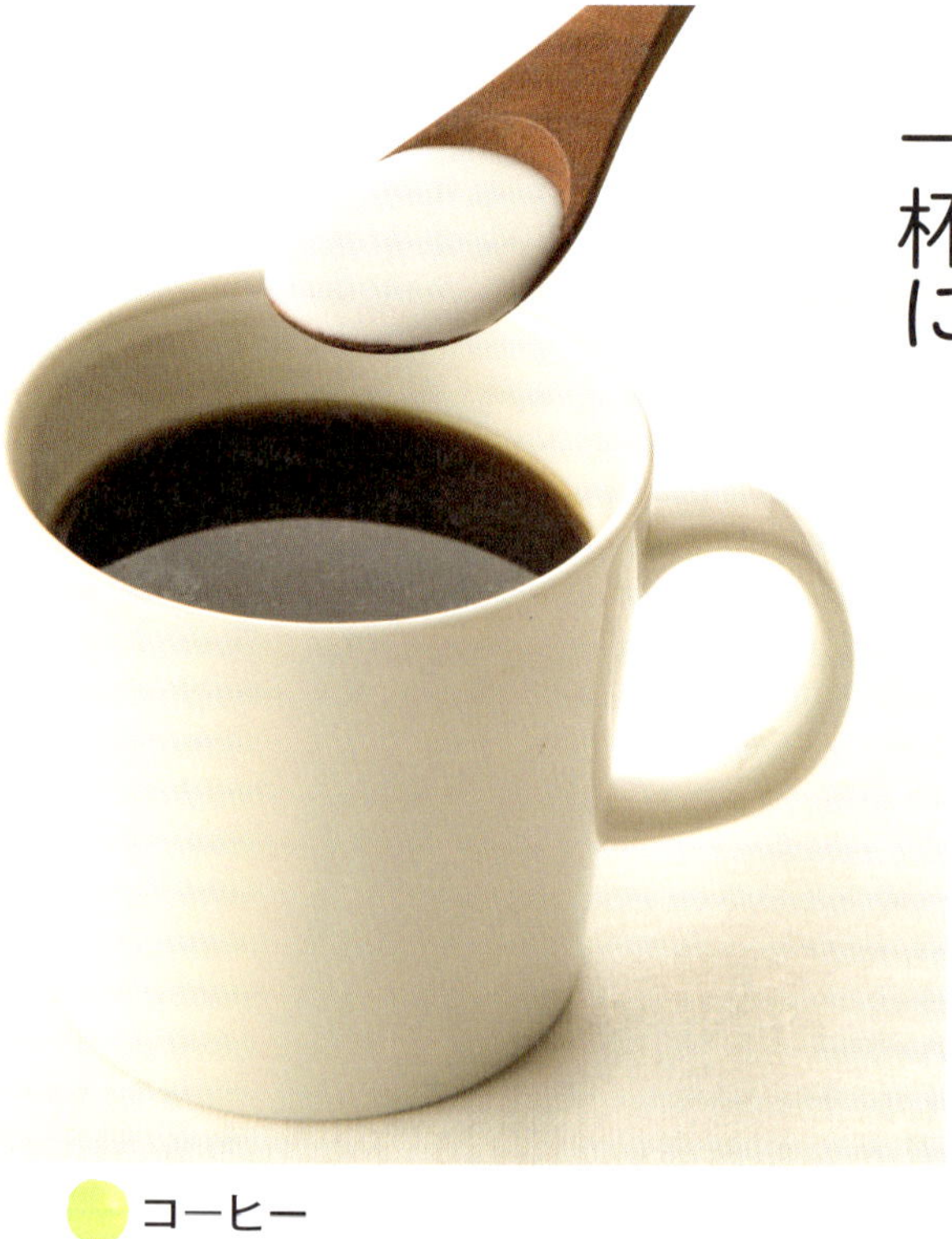

コーヒー

ブラックコーヒーに入れると、ほのかな甘みが加わり、練乳を入れて作るベトナムコーヒーに似た風味を楽しめます。

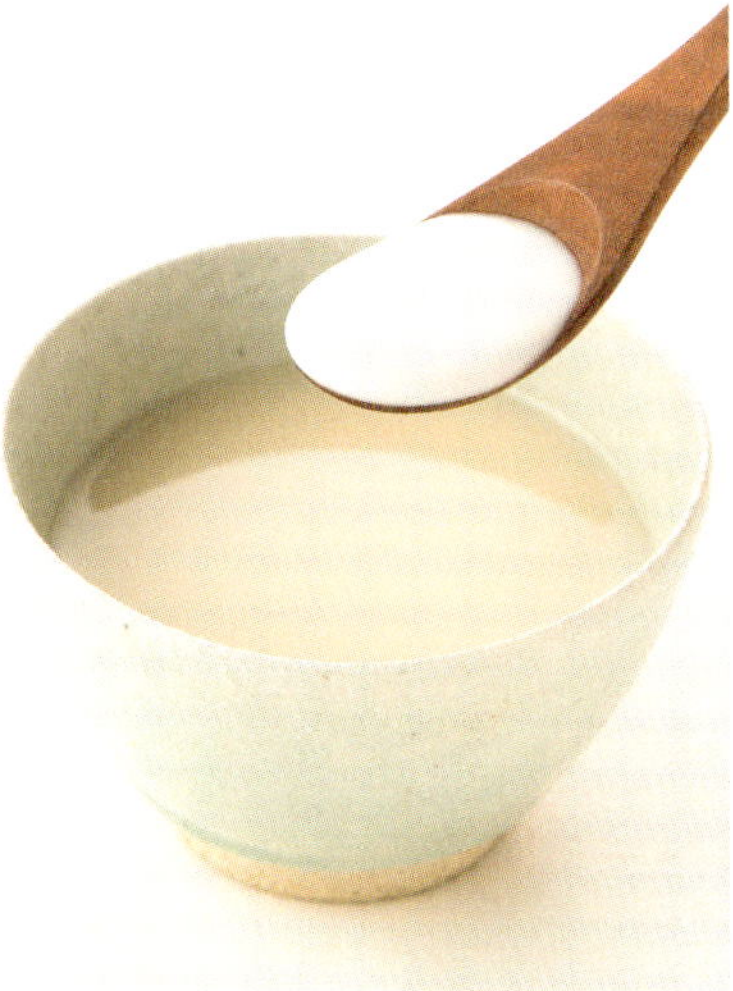

甘酒

ホットでも、常温や冷やしても OK。
すっきりした味わいです。

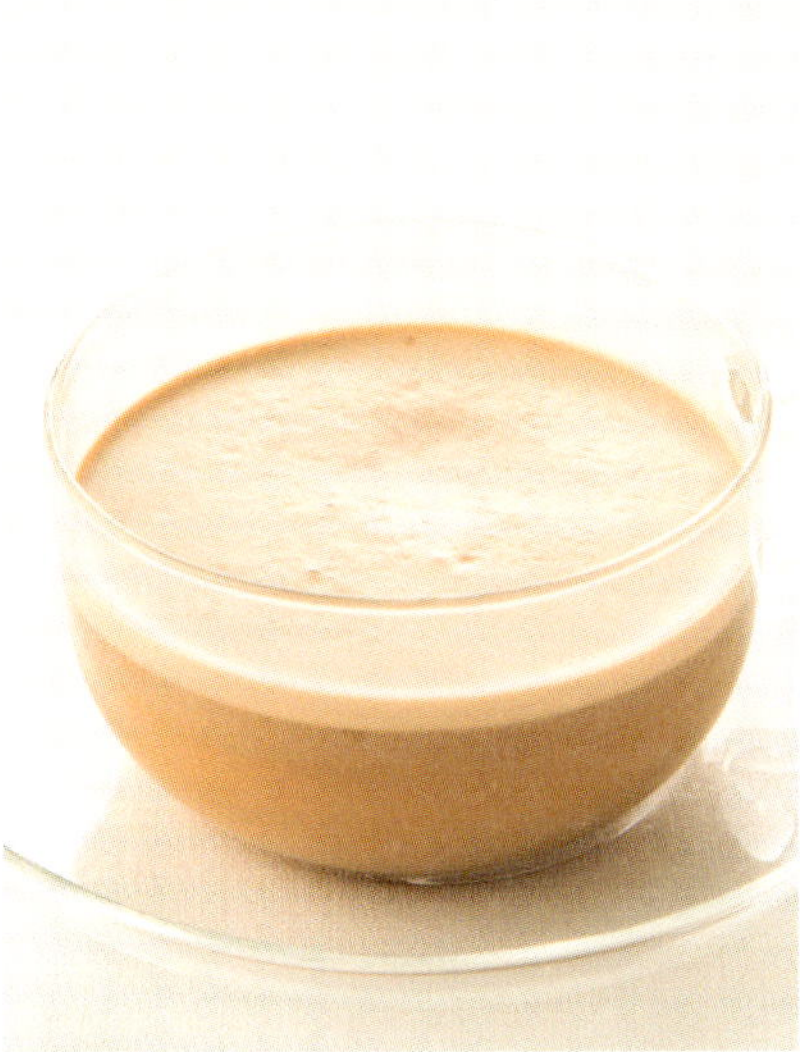

ミルクティー

濃いめにいれた紅茶に加えてよく混ぜると、コクのあるミルクティーに。もちろん、砂糖は入れずにいただきましょう。

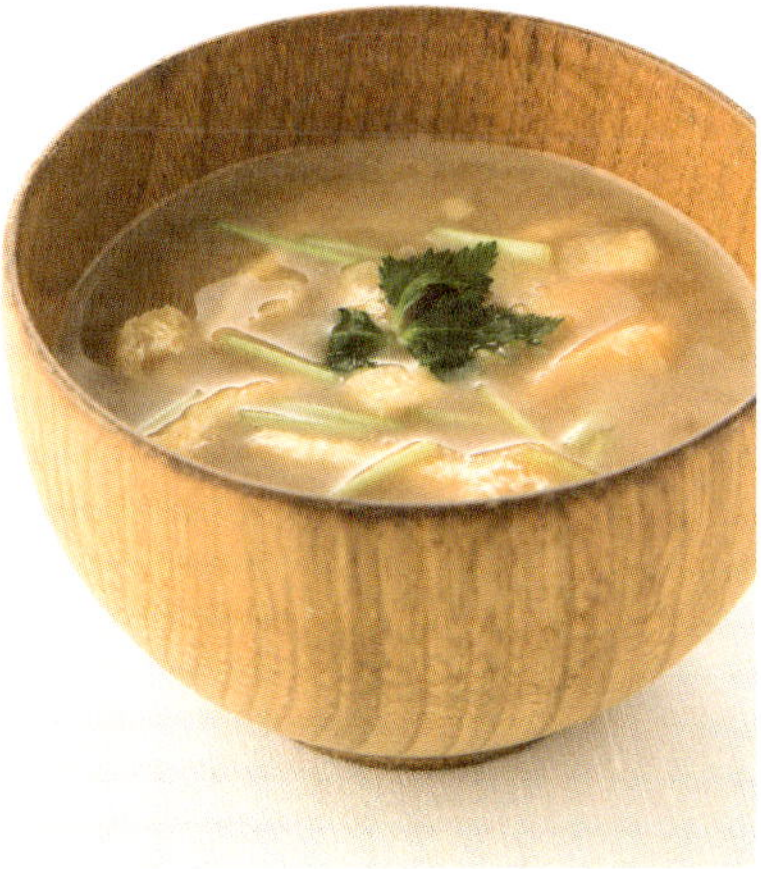

みそ汁

みそとココナッツミルクは相性が抜群。
コクが出て、減塩にも役立ちます。

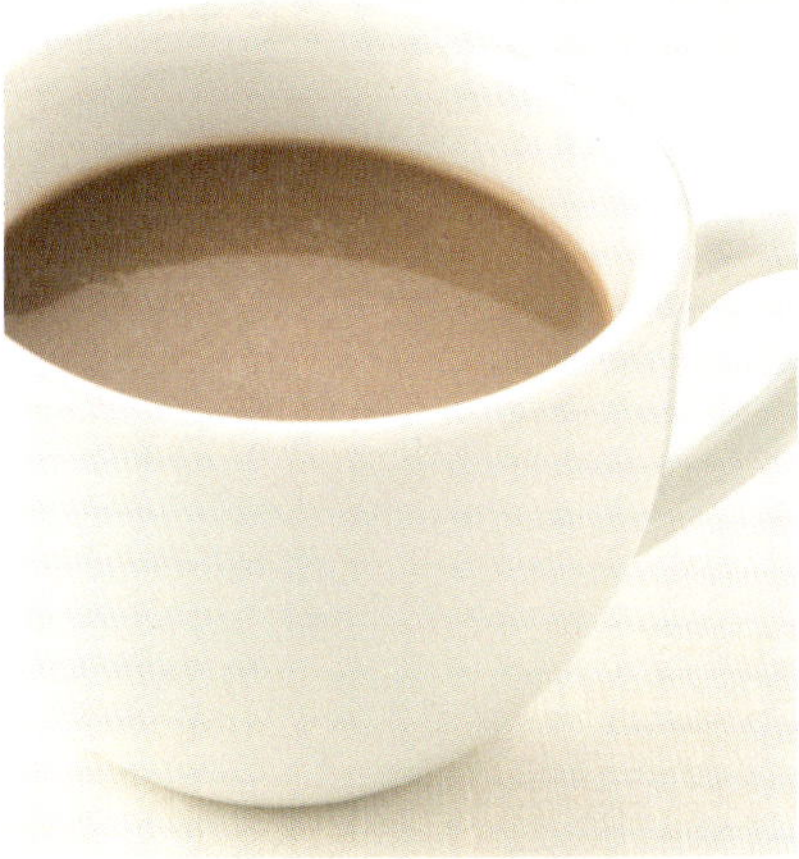

ココア

無糖のココアパウダーを少量の熱湯で練り、湯と温めたココナッツミルクを好みの割合で。無糖とは思えないおいしさです。

いつもの一皿に

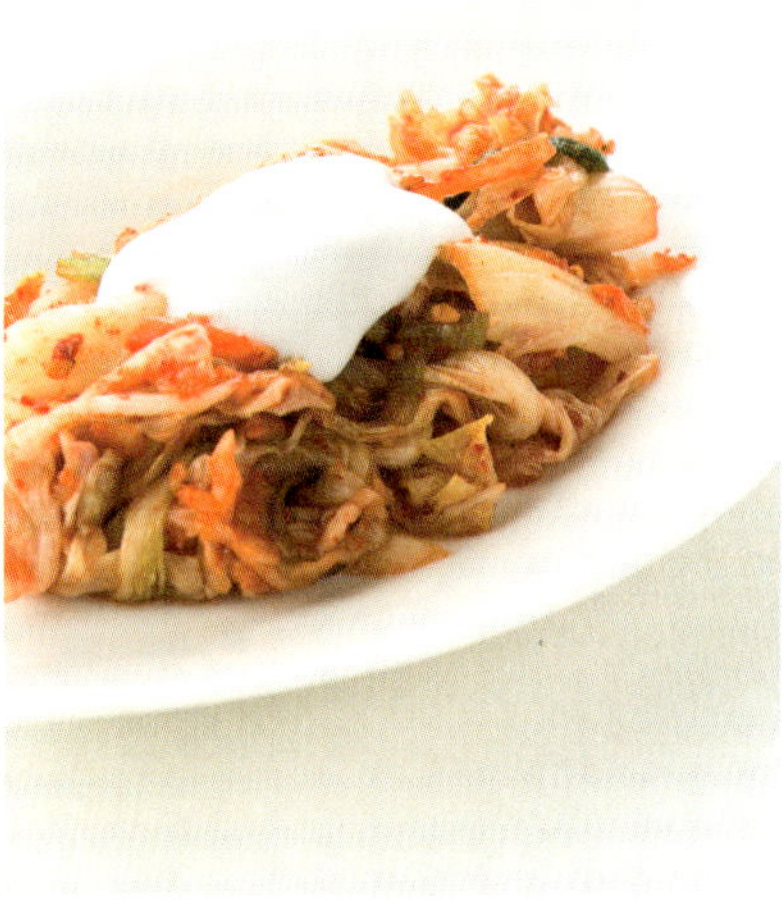

キムチ

味をまろやかにするので、辛さが苦手な人にもおすすめです。

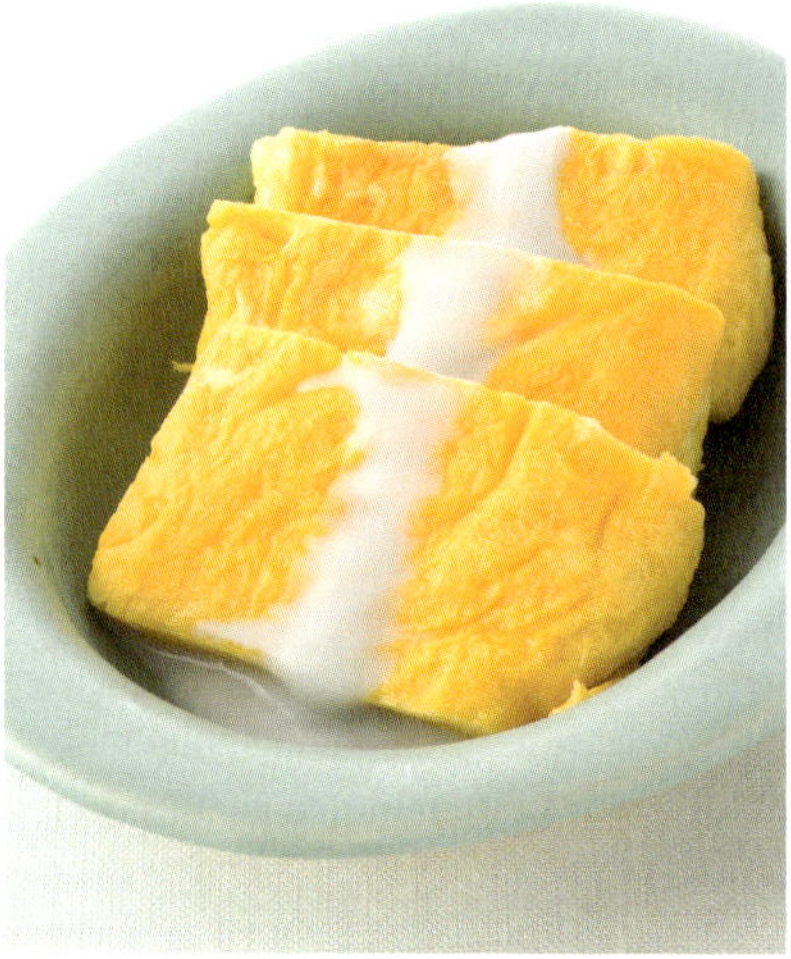

卵焼き

溶いた卵にココナッツミルクを入れて焼き、いただく直前に、さらにお好みで上からかけて風味をアップさせましょう。

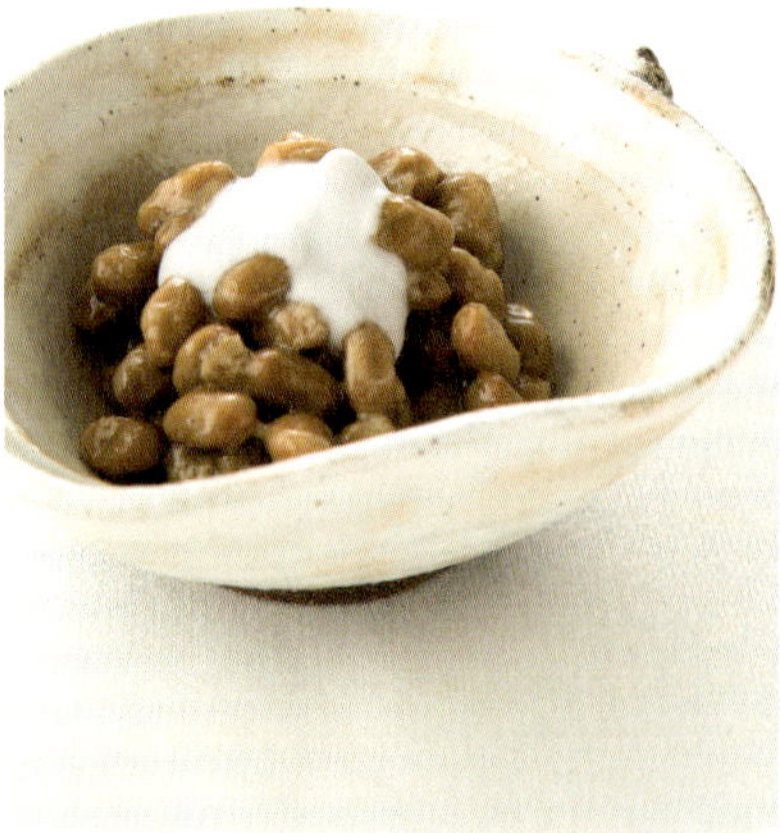

納豆

いつもの納豆がコクの深い味わいに変化します。

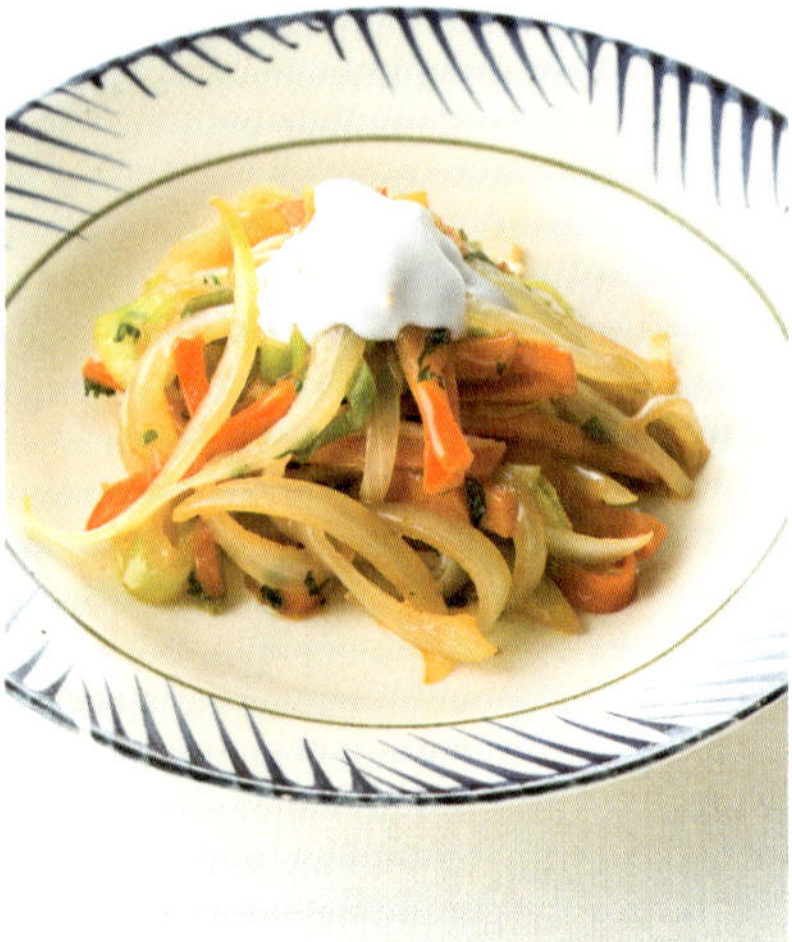

野菜炒め

食べ始めはそのまま、途中からココナッツミルクをかけて楽しんでも。

2章

ココナッツミルクで
やせる＆心身が
活性化する！

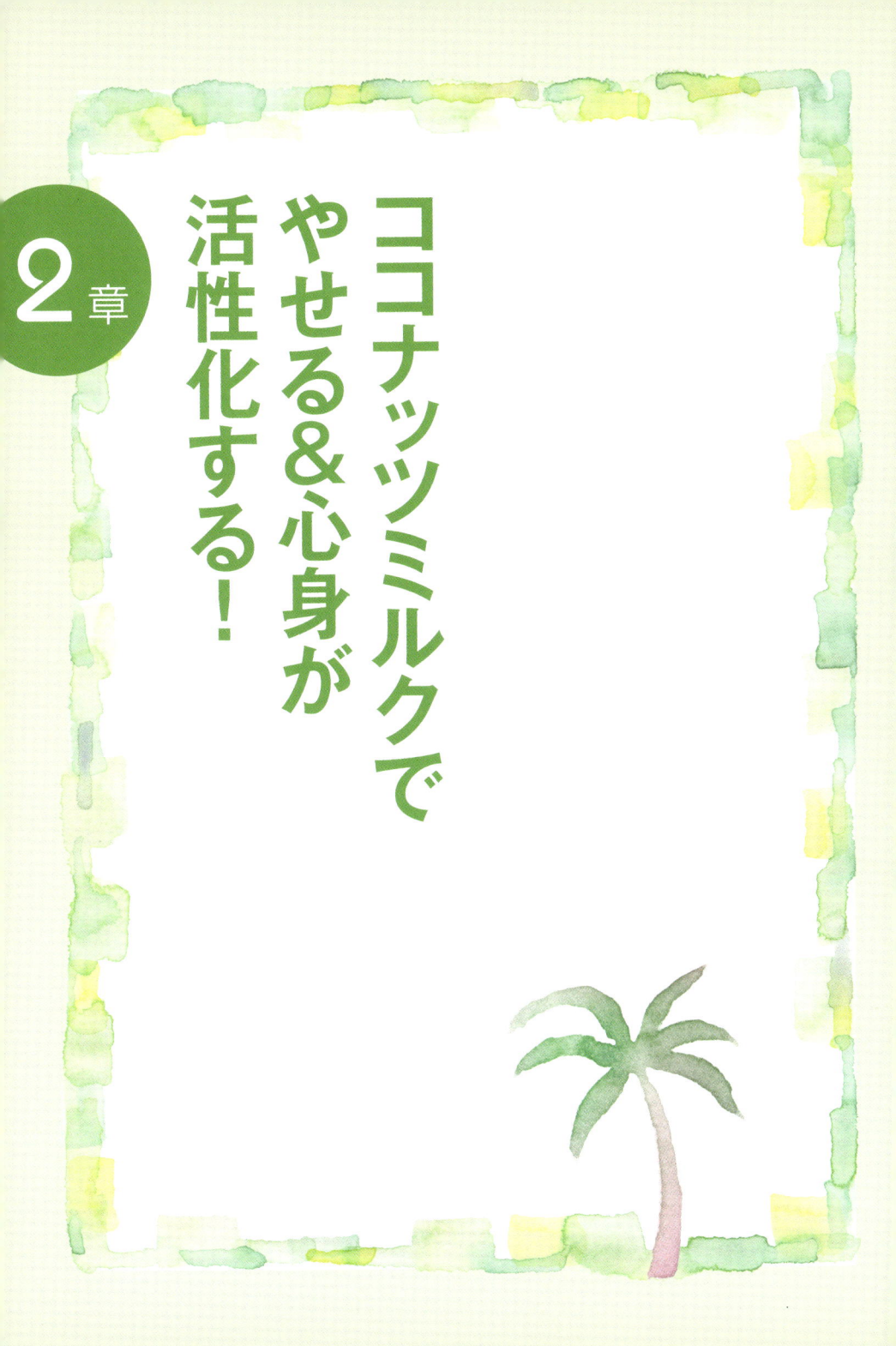

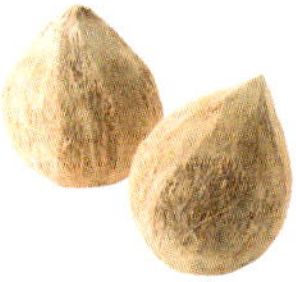

ココナッツミルクがあなたをやせやすい体質にする

さて、いよいよここからはココナッツミルク・ダイエットのカギとなるケトン体についてお話ししましょう。

ケトン体とは、脂質から合成されるエネルギー物質です。ココナッツミルクに含まれる中鎖脂肪酸から合成されますが、それ以外にも体内の脂肪からつくられることもわかっています。

日本では、「エネルギー源はブドウ糖である。だから、炭水化物（糖質）を多く含むごはんやパン、めんなど主食をしっかり食べなければいけない」という考え方が主流になっています。

ところが、この炭水化物至上主義による炭水化物の過剰摂取が私たちに肥満をもたらし、糖尿病をはじめとする生活習慣病を招いていることが、最新の研究報告で明らかになってきました。アメリカでは小麦に含まれるグルテンによる弊害が問題視され、いまやグルテンが含まれていないグルテンフリーの食事がいたるところで見られるようになっています（64ページ参照）。

3つのエネルギー代謝システムについて知ろう

ケトン体について知るためには、まず私たちの体がどのようにエネルギーをつくり出しているかを知りましょう。これは「どうして太るのか」という、ダイエットの永遠のテーマにもつながるとても大切なことです。

少し難しいかもしれませんが、基本となる大切なことなので、まずはここを理解することから始めましょう。

そもそも、私たちは体を動かしたり、体温を維持したり、内臓を動かしたりするためのエネルギーをつくり出すシステムを体内に備えています。

このエネルギーは、私たちがふだん口にしている食事によって摂取した栄養からつくられています。そして、この食物に含まれる栄養からエネルギーをつくり出す過程を「エネルギー代謝」と呼びます。

まっさきにエネルギー源として使われるのは、ごはんやパン、めんなどに多く含まれる炭水化物（糖質）です。炭水化物は腸管で消化・分解されてブドウ糖となり、血液中に送られて全身の細胞に届けられます。これは「解糖系《かいとうけい》」と呼ばれるもっとも私たちになじみが深いエネルギー代謝システムなので、第1の回路と呼んでもいいでしょう。

解糖系に次ぐ第2の回路が「糖新生《とうしんせい》」と呼ばれる、食事で摂取したたんぱく質や筋肉からブドウ糖をつくり出すエネルギー代謝システムです。これは、長期間の絶食や極端な栄養不足などで体内のエネルギーが枯渇したときに使われるため、ふつうに生活していればスイッチが入ることはほとんどありません。

このようなことから、これまで私たちが生命活動を維持するためのエネルギー源はブドウ糖だけであり、ごはんやパン、めんなど炭水化物を多く含む主食を「毎食、必ず食べなければいけない」と思い込まされてきたのです。

そんななか、ごく最近、新たなエネルギー源として彗星のごとく登場したのが「ケトン体」です。ケトン体は体内のブドウ糖を使い切ったときに、脂質が分解されてできる物質で、ブドウ糖とはまったく違う物質です。ココナッツミルクや

私たちの体に備わっている エネルギー代謝システム

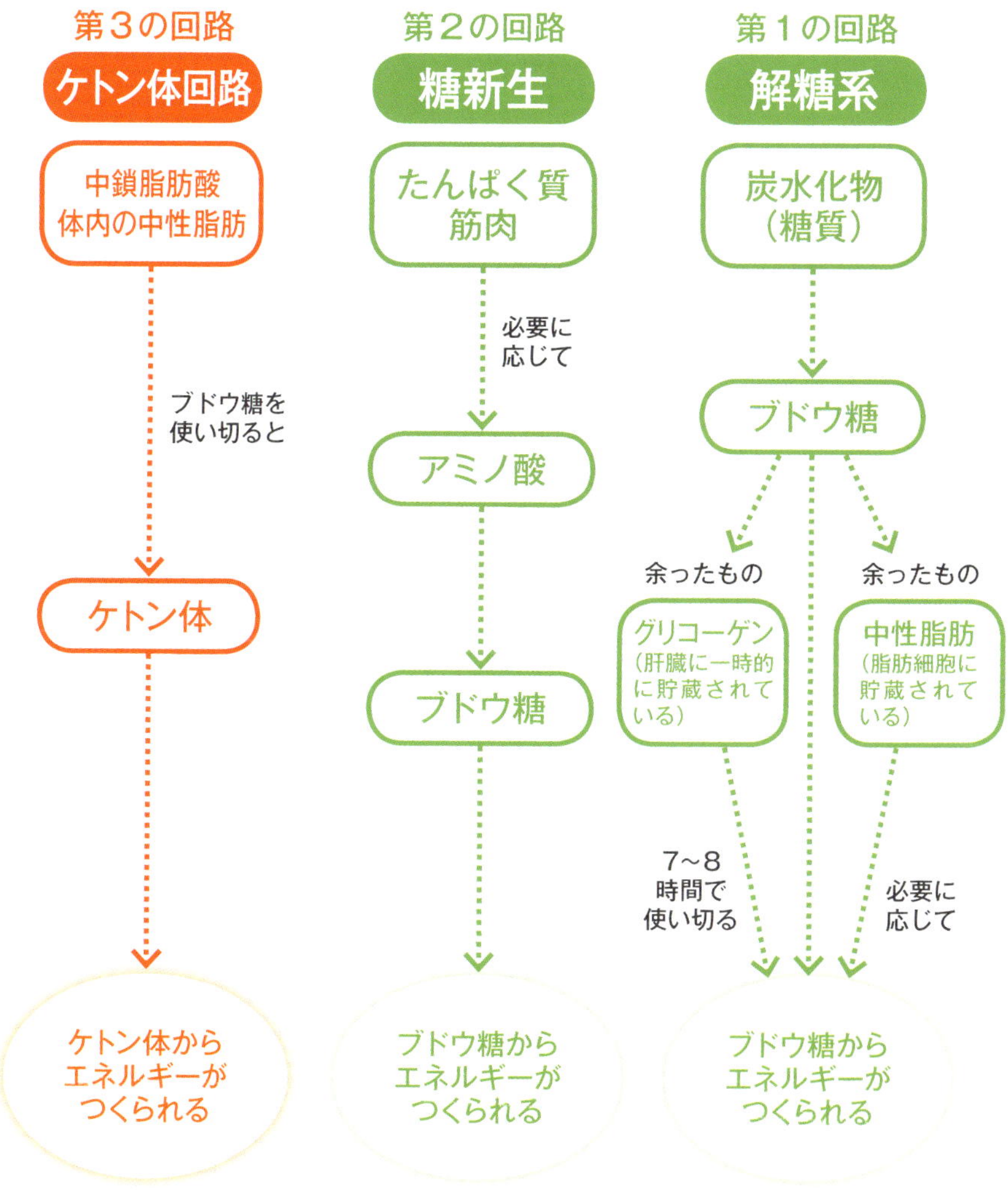

ココナッツオイルに含まれる中鎖脂肪酸や、体内にため込まれている脂肪細胞などの脂質から合成されます。

最近の研究で、このケトン体をエネルギー源として利用する第3の回路が、私たちの体に備わっていることが改めて見直され、ダイエットや糖尿病予防、認知症の予防・改善、健康長寿に役立つなど、さまざまな効果があることがわかってきたのです。

ケトン体質を手に入れれば〝やせる〟〝体が活性化する〟

なぜケトン体がここまで注目されているのか。

それは、現代人が炭水化物（糖質）の過剰摂取に陥り、そのことによる病気が加速度的に増加しているからです。

これまで、甘いお菓子やドリンクなど「甘いもの（砂糖）」を過剰摂取することが糖尿病の原因のように考えられてきました。もしかしたら、いまでもそう思っている人が多いかもしれません。

血糖値（血液中のブドウ糖の量）やインスリンという血糖値を下げるホルモン

の研究が進み、ごはんやパン、めんなど炭水化物を多く含む主食も血糖値を上昇させることがわかっています。

糖質（ブドウ糖）はエネルギー源として必要なものではありますが、多すぎても少なすぎてもよくありません。現代日本のように、３食すべてで主食をとり、なおかつ甘いお菓子やドリンクをたっぷりとる食習慣を送っていると、糖質を過剰に摂取しています。いまは、このように使い切れないくらいのブドウ糖を体内に取り入れている人がほとんどです。

使い切れなかったブドウ糖は、インスリンの働きで中性脂肪に変えられて脂肪細胞にため込まれます。ため込まれた中性脂肪がどんどん増えていくと体重が増えます。これがいわゆる肥満です。

肥満に陥ると、血液中の血糖や脂質、血圧のコントロールがうまくできなくなる代謝異常に陥り、動脈硬化が進行しやすくなって、脳卒中や心筋梗塞などのリスクがとても高くなってしまいます。これがメタボリックシンドロームです。

また、認知症のリスクが高くなる、がんを発症しやすいという指摘もありますし、何より動脈硬化によって血管がボロボロになり、全身の老化を促進するという、私たちにとってありがたくないことばかりなのです。

これらはすべて、糖質の過剰摂取によって起こります。糖質の過剰摂取による弊害を避けるため、ブドウ糖以外のエネルギー源であるケトン体が注目されることになったわけです。

さらに、ケトン体そのものが体内の老化を抑制する抗酸化物質であることがわかり、アンチエイジングにも効くようだということもわかってきました。

わかりやすく、私たちの体を車にたとえてみましょう。ブドウ糖は燃焼したときに二酸化炭素を発生して地球環境に害をもたらすガソリンのようなもの、ケトン体は燃焼しても不要物を発生しないクリーンエネルギーのようなものです。

ただ、ケトン体はブドウ糖を使い切ったときに合成されます。いまの日本でふつうとされている食事を続けているかぎり、ケトン体は合成されることなくエネルギー源をブドウ糖に依存して糖質の過剰摂取を招くことになります。

逆に言えば、ケトン体を合成できる「ケトン体質」を手に入れれば、あなたの体についている余分な脂肪がどんどん燃焼し、心身が活性化するでしょう。

体脂肪を減らし、体を活性化するにはケトン体回路をスイッチオン。

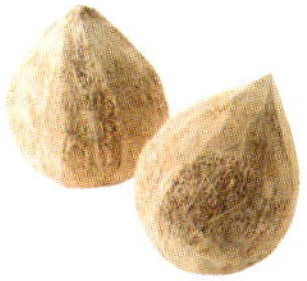

脳のエネルギー源は ブドウ糖だけではない

ケトン体のすばらしさをご紹介するとき、必ずと言っていいほど質問されることがあります。それは、

「脳のエネルギー源はブドウ糖だけじゃないんですか？」

という、ひと昔前まで信じられていた過去の常識です。

そもそも、長い間、脳がブドウ糖しか利用できないとされてきたのは、脳に送られる血管の入り口に「血液脳関門《かんもん》」という関所のようなものがあるからです。

血液脳関門は、脳に必要な物質だけが通り抜けできるようになっていて、脂質やたんぱく質は通過できません。そのため、脳はブドウ糖しか利用できないというイメージがついていました。

実はこれは大きな間違いで、脂質は通り抜けられなくても、脂質から合成されるケトン体はこの血液脳関門を通過することができます。ブドウ糖が枯渇したとしても、ケトン体が合成されれば脳はガス欠になることはありません。

ところが、エネルギー源を炭水化物に依存してしまっている現代人は、ケトン体をうまく合成できなくなっています。そのため、血液中のブドウ糖を使い切って血糖値が下がったときには、一時的にエネルギー不足の状態に陥り、血糖値を上げるために「炭水化物をとらなければ」という指令が脳から出され、食欲が生じて「おなかが減った」と感じるわけです。

この、血糖値が下がったときにぐっとがまんすれば、ケトン体が合成されるようになるのですが、おなかが減ると何か食べたくなるのは当たり前のことです。そして、いまはいつでも、どこでも好きなものを食べられる飽食の時代です。おなかが減ったら食事をする、というのが自然な流れになるでしょう。

ごはんやパン、めんなどを口にするとすぐに血糖値は上昇しますから、ケトン体は合成されません。それどころか、使い切れず余った血液中のブドウ糖がさらに中性脂肪としてため込まれますから、糖質を摂取しているかぎり、肥満のスパイラルからずっと抜け出せなくなっているのです。

ケトン体を合成できないから ブドウ糖を必要とする

炭水化物を主食としてきた私たちは、ケトン体というすばらしいエネルギーを使う回路が眠ってしまっています。その結果、エネルギー源をブドウ糖に依存せざるを得ない状況に陥ってしまっています。

でも、心配はいりません。いまは眠っていたとしても、スイッチが入ればどんどん合成できるようになり、ケトン体質を手に入れることができるでしょう。

糖質依存から抜け出し、ケトン体質へと切り替えれば、体内の余分な脂肪をどんどん燃焼して肥満に悩まされることもなくなり、脳や体が活性化してこれまで以上に充実した生活を送れるようになるはずです。

あなたも今日からケトン体質を目指しましょう。

脳はブドウ糖しか使えないのではない。ケトン体が合成できれば、これもエネルギー源にできる。

Column

炭水化物と糖質の違いを知っておこう！

炭水化物と糖質というふたつの言葉が出てきます。

なんとなく、ごはんやパン、めんなど主食に含まれているものは炭水化物、砂糖など甘いものを糖質とイメージしている人が多いのではないでしょうか。

野菜ジュースなど加工食品のパッケージには、その商品に含まれている栄養素の量が表示されているものがあります。こうした、カロリー（エネルギー量）や炭水化物、脂質、たんぱく質、ビタミン、ミネラルなど食べ物に含まれている栄養素の量を判断する基準となっているのは、文部科学省が公表している「日本食品標準成分表」です。

実は、日本食品標準成分表には「糖質」という栄養素はありません。糖質に相当するものが「炭水化物」です。

糖質と炭水化物の違いは、食物繊維の違いと考えるといいでしょう。

糖質は、食べたときに血糖値を上げるものの総称です。ブドウ糖（血液中の糖）、ショ糖（一般的な砂糖）、乳糖（乳に含まれる糖）、麦芽糖、でんぷん（ごはんやパン、いも類などに含まれる糖）、果糖（くだものなどに含まれる糖）などが、血糖値を上昇させる糖質です。

これに血糖値を上げないオリゴ糖と食物繊維を含んだものが炭水化物です。

食物繊維は血糖値の急激な上昇を抑制する作用があるので、糖質とはまったく逆の働きをします。厳密に言うと糖質の数値は表示されていないので、炭水化物から食物繊維の量を引いたものを「糖質」と考えるといいでしょう。

これまでは、でんぷんや麦芽糖は血糖値をそれほど上昇させないとされてきましたが、実際にはごはんやパン、めん類など、でんぷんや麦芽糖を含む食べ物も血糖値を急上昇させることがわかっています。

血糖値を上げる糖質をとっていると、ケトン体は合成されにくくなってしまいます。糖質に依存した状態からケトン体質に切り替えるためには、食事で摂取する糖質の量を制限する必要があります。

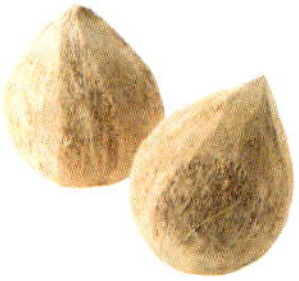

私たちの祖先も ケトン体を積極的に活用

糖質の害をどれだけ説いても、「それでもやっぱりごはんは食べないといけないんじゃないの？」とがんこに信じる人もいらっしゃいます。

でも、よく考えてみてください。そもそも、農耕が始まり人類が穀類（糖質）を主食とするようになったのは約1万年前です。それまで、私たちの祖先は動物を狩り、地面に落ちた木の実を採取して生活していました。

発掘された人類の祖先の骨を調べると、動物性たんぱく質を中心とした食事をとっていたことがわかっています。ということは、彼らのエネルギー源はケトン体だったと考えていいのではないでしょうか。そうした環境で生き抜いてきたから、私たちはケトン体を合成できるようになっているのです。

近年の生活習慣病の増加は、体に合わない糖質過多の食事が招いていると言っても過言ではありません。

人類の食環境の変化

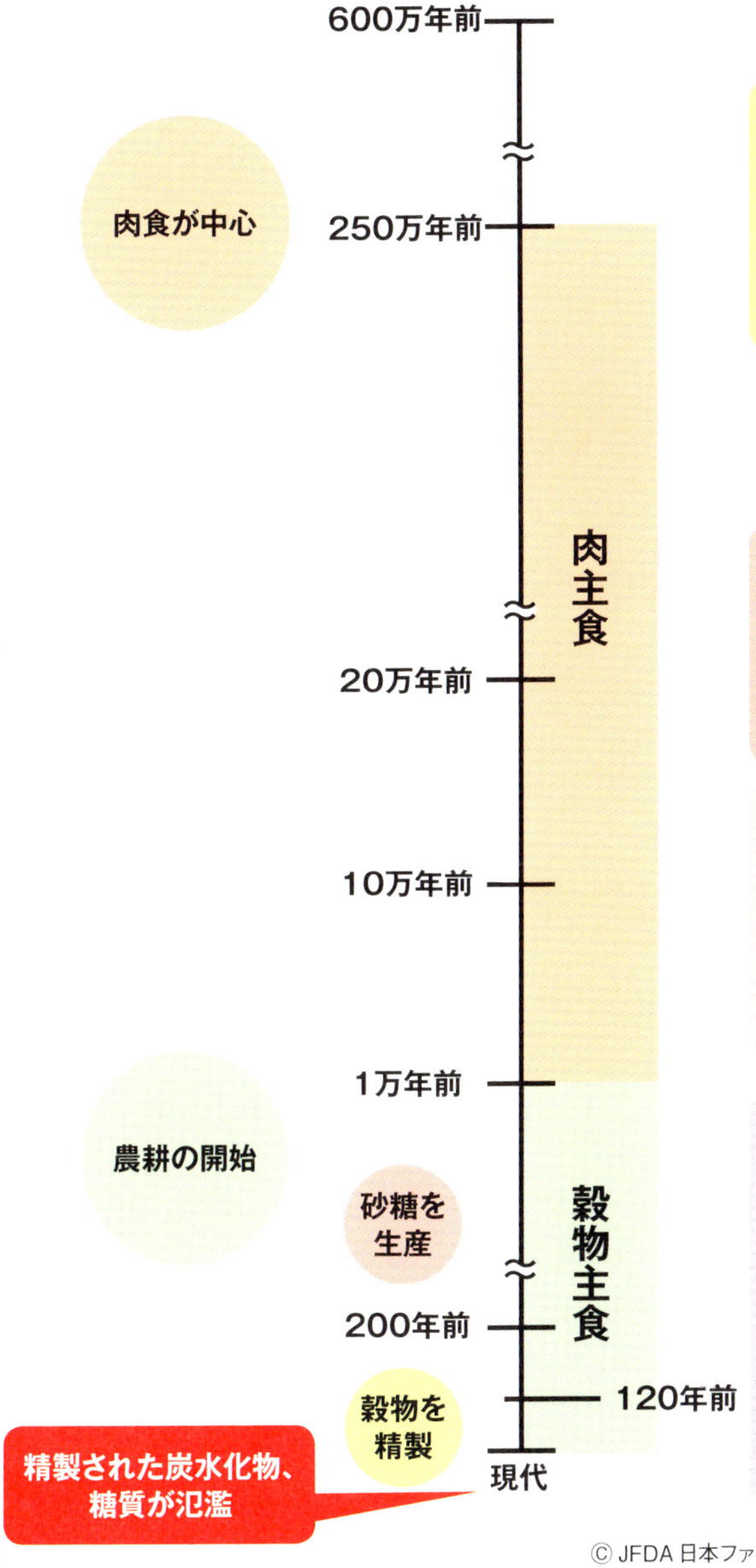

約400万〜200万年前

- 初期の人類（猿人）であるアウストラロピテクスの出現
- 小動物を狩ったり、肉食獣の食べ残し、植物などを食料としていた

約20万年前

- ネアンデルタール人の出現
- 農耕が始まる前に滅びた（ケトン体を合成できなかったことが原因という仮説がある）

約10万年前

- 現代人の祖先となるクロマニヨン人の出現
- ケトン体を合成するシステムが備わっていた（現代人に受け継がれている）

約1万年前

- 氷河期が終わり温暖になったため、農耕・牧畜が始まる
- 約1000万人（1万年前）から約3億人（紀元前後）へと人口が爆発的に増加
- 農耕・牧畜の開始によって人類の生活が劇的に変化した。食生活は穀物中心となる

Ⓒ JFDA 日本ファンクショナルダイエット協会の資料を改変

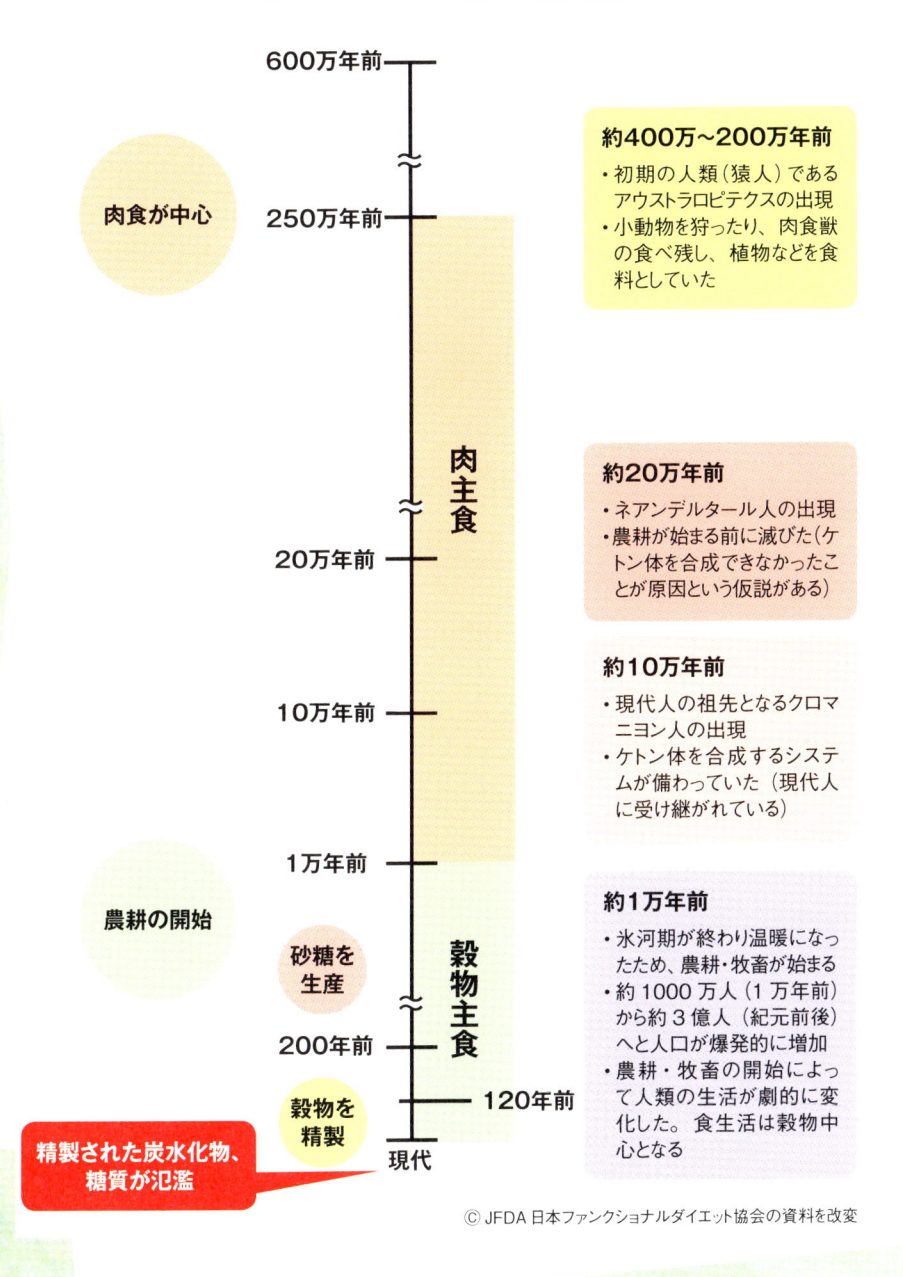

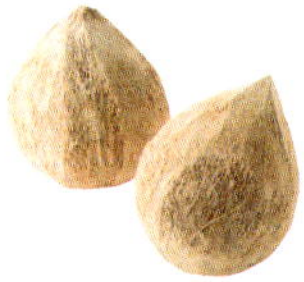

ケトン体質を手に入れれば
体重はグングン落ちる

肥満に陥っている人は脂肪細胞に中性脂肪がたっぷり蓄えられて、パンパンになっています。ケトン体はこの中性脂肪が分解されてつくられるので、ケトン体の合成が促されるほど中性脂肪が燃焼して脂肪細胞は小さくなっていきます。

体内で、ケトン体はどのように合成されるのでしょうか。

糖質を制限して血液中や肝臓にため込まれているブドウ糖を使い果たすと、脂肪細胞にため込まれている中性脂肪が分解され、遊離脂肪酸《ゆうりしぼうさん》（血液に溶けるように分解された脂肪）となって血液中に送り出されます。

この遊離脂肪酸が肝臓に送られて分解されるとケトン体となります。肝臓で合成されたケトン体は、血液とともに全身の細胞に送られます。ケトン体の血中濃度が高くなると、脳にも送られてエネルギー源として利用されるようになります。

つまり、ケトン体を合成できるようになれば、全身の脂肪細胞にため込まれている中性脂肪がどんどん燃焼して体脂肪が落ちていきます。もちろん体重も減るでしょう。ケトン体質を手に入れたら、ちょうどよい体脂肪率の体に自然に変わっていくはずです。

ケトン体とブドウ糖の両方をうまく利用する

ケトン体を合成するようになっても、すべてのエネルギー源がケトン体となるわけではなく、ブドウ糖ももちろん利用しています。主食や甘いお菓子やドリンクなどの糖質を制限しても、野菜やくだものなどに糖質は含まれています。それらをとっていれば、血糖値が下がりすぎることはありません。むしろ、適度な血糖値を保てるようになります。

私たちの体には血糖値を上げるためのホルモンやシステムがいくつか備わっていて、糖質を制限したとしてもあの手この手で血糖値を上げようとします。そのため、血糖値が下がりすぎることはほとんどありません。

ところが、上がってしまった血糖値を下げるためのホルモンは1種類しかありません。それがすい臓から分泌されているインスリンです。

健康的なケトン体の血中濃度

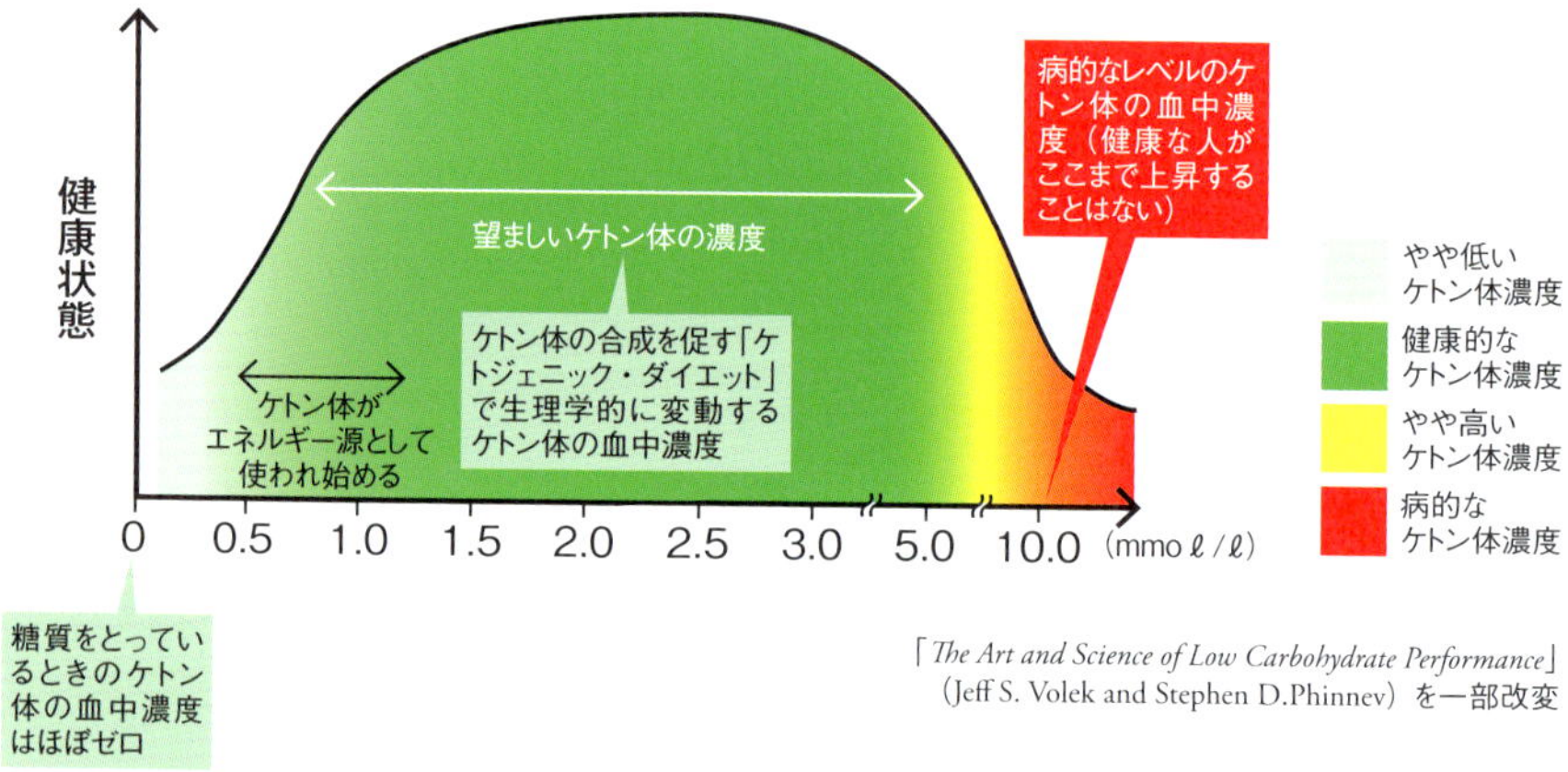

「*The Art and Science of Low Carbohydrate Performance*」
（Jeff S. Volek and Stephen D.Phinnev）を一部改変

すい臓とインスリンは血糖値を下げるためにフル回転していますが、糖質を過剰に摂取しているとそのうち限界がきて、インスリンの効きが悪くなったり、分泌量が減ってしまったりして血糖値が下がりにくくなります。

これがいわゆる糖尿病です。すい臓やインスリンの機能を長く維持するためにも、血糖値の過度な上昇を抑えてあげることが大切なのです。

そのためには、ブドウ糖だけでなくケトン体を合成して活用する必要があります。そして、ケトン体を合成すればするほど体内の脂肪が減っていきます。

脂肪がどの程度燃焼しているかは、ケトン体の血中濃度で判断できます。基本的に、ごはんやパンなど糖質をとっているときは、ケトン体の血中濃度はほぼゼロに近い状態になっています。

糖質を制限すれば必要に応じてケトン体が合成され、ケトン体の血中濃度が上昇していきます。私は、健康的にやせてケトン体質を維持するためには、ケトン体の血中濃度が1.0〜5.0 mmol/L ほどあったほうがいいと思っています。

これくらいケトン体が合成されていれば、血糖値は急激に上昇することもなく、適度に保たれているでしょう。ケトン体が10 mmol/L を超えると病的な状態（ケトアシドーシス）とみなされますが、健康な人であれば食事が原因でここまで上昇することはまずありません。

そして、ケトン体の血中濃度が高いほど体重であれば減りやすく、ダイエット効果が高い傾向にあります。

糖質を制限してケトン体を合成できるようになれば、体内の中性脂肪がどんどん燃焼して体重が減っていく。

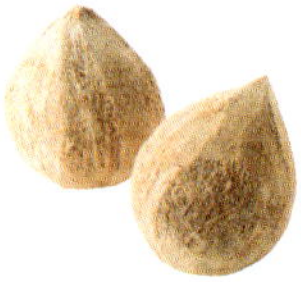

運動しなくても 脂肪が燃焼する理由

一般的に、ダイエットには運動が必要と言われています。脂肪を燃焼させるためには、運動が欠かせないと考えられてきました。その理由は、さきほどと同じく脳は脂肪をエネルギー源として使えないと考えられてきたからです。

運動すると、脂肪細胞にため込まれた中性脂肪は遊離脂肪酸に分解されます。糖質をとっていると、遊離脂肪酸からケトン体に合成されません。遊離脂肪酸のまま全身の筋肉に運ばれてエネルギー源として利用されます。だから、運動しないとやせないと言われてきたのです。

運動していないとき、私たちが消費しているエネルギーの大半は脳が使っています。その割合は約20%と言われていますから、いかに脳がエネルギーを必要としているかがわかるでしょう。私たちがものを考えたり、体を動かすための指令を出したりするために、脳は膨大なエネルギーを必要としているのです。

ところが、遊離脂肪酸は血液脳関門を通ることができないので、脳のエネルギー源として利用できません。

つまり、遊離脂肪酸のままだと、運動していないときには消費できる量が限られてしまうのです。ケトン体の存在が認知されていないころは、遊離脂肪酸を効率よく燃焼するためにダイエットには運動が必要と考えられてきました。

ここまでは、古いダイエットの考え方です。

いま、遊離脂肪酸からケトン体を合成できることがわかってきました。脳がケトン体をエネルギー源として利用できることも、さまざまな研究で明らかになっています。ケトン体を合成することができれば、運動をしなくても脳のエネルギー源として利用され、中性脂肪はどんどん燃焼するでしょう。

もちろん、運動することのメリットはありますが（77ページ参照）、ケトン体が合成できれば運動しなくてもやせていくことは間違いありません。

ケトン体を合成できる体になれば、運動しなくても中性脂肪が燃焼して、体重がどんどん減っていく。

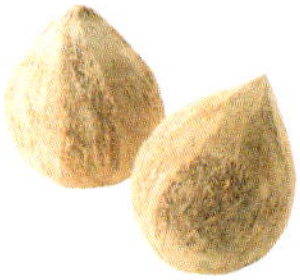

認知症の予防・改善に役立つケトン体

ケトン体が世界で注目を浴びるようになったのは、アメリカでアルツハイマー型認知症の予防・改善にココナッツオイルという身近な食材が役立つと話題になったことがきっかけでした。その火付け役とも言えるのが、メアリー・T・ニューポート医師です。

ニューポート医師の夫・スティーブは若年性アルツハイマー病を発症し、認知機能がかなり低下して介護が必要な状況でした。ニューポート医師は、新しい薬の治験を夫に受けさせようと情報を集めていたときに、その薬効成分である中鎖脂肪酸がココナッツオイルに含まれていることに気がついたのです。

早速、朝食のオートミールにココナッツオイルを加え、夫に食べさせたところ認知機能検査のスコアが、食後4時間でぐっとよくなっていました。一般の薬物治療では症状の進行を食い止めることしかできなかったにもかかわらず、ココ

ケトン体の血中濃度と認知機能の改善度

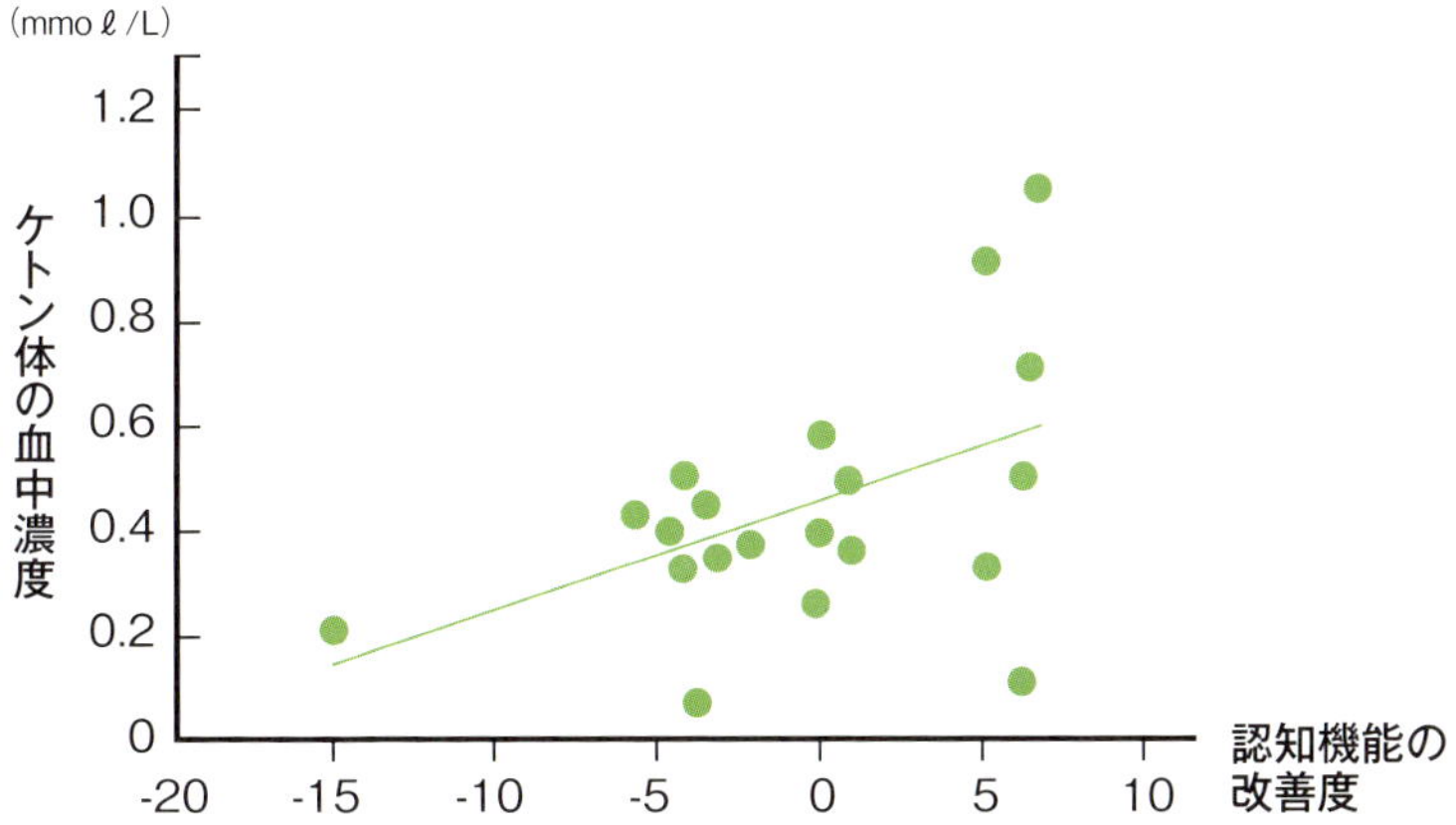

「*vol.5,470-480,July 2008 The American Society for Experimental Neuro Therapeutics,Inc*」より

ナッツオイルを摂取することで会話ができるようになったり、表情が戻ったり、劇的な効果がみられたのです。ニューポート医師がこの経験を書籍にすると、あっという間に世界中でベストセラーになりました。

　その後、さらに研究が進み、アルツハイマー型認知症の患者さんのケトン体の血中濃度が上昇すると認知機能が改善するという論文も発表されています。

　上の図はアメリカの研究者サミュエル・T・ヘンダーソン氏が、２００８年に発表した論文のデータです。論文によると、アルツハイマー病の患者さんの脳では、神経細胞の変性が進んでブドウ糖の代謝が低下し、エネルギーが枯渇した状態になっていたそうです。

さらに、アルツハイマー病の患者さん20名のケトン体の血中濃度を上昇させたところ、認知機能が大きく改善したケースがみられました。なかには改善がみられなかったケースもあるので、すべての人が改善するわけではありません。Apo《アポ》E4という遺伝子を持っている人（若年性アルツハイマー病を発症するケースが多い）はケトン体を合成できないという研究報告もあります。ただ、劇的に改善しているケースもあるので患者さんの希望となっています。

また、米国ボルチモア市・国立加齢研究所のヴィルヘルム・ボーア博士の研究チームは、ココナッツオイルが総カロリーの60％になる高脂肪食を与えられたマウスは、通常のエサを与えられたマウスよりも脳の老化が抑制されていることを発見しました。高齢期の脳機能の維持には、ココナッツに含まれる中鎖脂肪酸がカギとなるのではないかと期待されています。

ケトン体はアルツハイマー型認知症患者の認知機能を改善し、脳の老化を抑制するという研究報告が多数なされている。

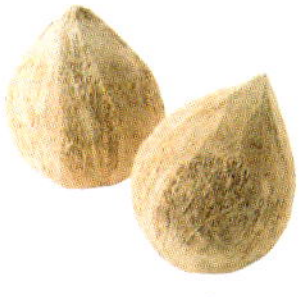

ケトン体質に向いている人 向かない人

ケトン体の合成がいかにダイエットに適しているかわかっていただけたでしょうか。すばらしい夢のようなダイエットに感じられるかもしれませんが、ケトン体を体内でどんどん合成するケトン体質には向いている人、あまり向いていない人がいます。

【ケトン体質が向いている人】

- ●体脂肪率が高く肥満である（男性は25％以上・女性は30％以上）
- ●おなかがぽっこり出ていて「メタボ」と指摘された
- ●食後の眠気に悩まされている
- ●血糖値が高めと指摘されたことがある
- ●運動が苦手

【ケトン体質が向いていない人】

●糖尿病を患っていて治療を受けている
●慢性の腎臓病を患っていて腎機能が低下している
●慢性の肝臓病を患っていて肝機能が低下している
●体脂肪率が低い（男性10～15％未満・女性20％未満）

もっともわかりやすい判断基準は「体脂肪率」です。

ケトン体の原料となる中性脂肪をため込み、体脂肪率が高い人ほどケトン体質に切り替えることをおすすめします。

体脂肪率は市販されている体組成計ではかることができます。ダイエット中は体重や体脂肪率をこまめにチェックしたほうがいいので、もし持っていなければこの機会に購入しましょう。

ぽっこりおなかの人は、おなかに脂肪がたっぷりついています。そのまま放置していると生活習慣病のリスクが高くなります。この機会にぜひケトン体質を手に入れましょう。

もうひとつ目安になるのが血糖値です。血糖値が高い状態をそのまま放置していると、糖尿病はもちろん、認知症のリスクが高くなり、老化も加速度的に進行します。ケトン体の合成を促して、糖質依存の生活から抜け出しましょう。

食後に強い眠気におそわれたことはありませんか？　心当たりがある人は、食後に血糖値が急上昇しているサインです。これもそのまま放置していると危険なので、ケトン体質への切り替えを目指しましょう。

ただし、すでに糖尿病を患っていて治療を受けている人は、極端に糖質を制限すると血糖値が下がりすぎて危険です。必ず主治医に相談して行うようにしてください。ケトン体（糖質制限）について否定的な医師が少なくないので、知識が豊富な医師に相談することをおすすめします。

また、糖質を制限するとたんぱく質や脂質の摂取量が多くなります。これらの代謝過程では肝臓や腎臓の負担が大きくなるので、腎臓病や肝臓病を患っている人にもおすすめできません。

体脂肪率が高い人ほどケトン体質がおすすめ。体組成計などで自分の体脂肪率をチェックしてみよう。

Column

これまで体に悪いと誤解されてきたケトン体

糖質制限が私たちの美容と健康に役立つことが、ずいぶん認知されるようになりました。ケトン体が体内の老化を抑制する抗酸化物質であることも、最新の研究で明らかになっています。

にもかかわらず、いまでも「ケトン体は体によくないものだ」と信じている人がいます。この背景には、糖尿病性ケトアシドーシスという病態が広く認知されている影響があります。

インスリンの分泌が先天的に不足している1型糖尿病では、ブドウ糖をエネルギーとして利用することができません。そのため、遊離脂肪酸からケトン体を合成するようになりますが、この濃度が高くなりすぎると血液が酸性に傾いた「ケトアシドーシス」という病的な状態とみなされます。

これが糖尿病性ケトアシドーシスです。糖尿病性ケトアシドーシスに陥ると意識障害を起こすことがあり、糖尿病の患者さんではケトン体の血中濃度が上昇するのはよくない状態であるとされています。

わかりやすく解説すると、血液中のケトン体が増えた状態（ケトーシス）と、体が酸性に傾いた状態（アシドーシス）が同時に起こっているときにケトアシドーシスと診断されます。食事でケトン体が増えたとしても、健康な人であればアシドーシスに陥るまで高くなることはほとんどありません。

食事の炭水化物を制限して体内でケトン体を合成するのは体のあるべき反応であり、アシドーシスを伴わないケトン体の増加は生理的なケトーシスで、まったく問題ありません。

あくまでも、糖代謝異常という糖尿病の状態で起こるケトアシドーシスが問題視されているだけです。

ただ、糖尿病の治療においては糖尿病性ケトアシドーシスに陥っていないか調べるために尿中のケトン体をチェックします。そのため、ケトン体が出ていると

「体が異常な状態に陥っている」とみなされるようになってしまったのです。ケトン体が悪いわけではなく、糖代謝異常によってもたらされるケトン体の合成が問題視されていただけなのに、ケトン体にとっては迷惑な話です。

かくしてケトン体への大きな誤解が広く認知されるようになりました。

これは一般の人だけでなく医師も同様です。私自身、ケトン体について詳しく知る前は糖尿病性ケトアシドーシスをもたらす物質であるという認識しかありませんでした。

ケトン体が健康長寿に役立つことが広く知られるようになりましたが、それでもまだ「糖質制限は体に悪い」「ケトン体の血中濃度が高い状態は異常である」と信じている人がいます。

こうした誤解が一刻も早くなくなるように、ケトン体について書籍や雑誌、テレビなどで詳しく紹介するよう努めています。

そのかいあって、最近はケトン体への理解が深まってきたように感じています。もっと多くの人に知ってもらいたい、そう願ってやみません。

3章

ココナッツミルクで
ケトン体質を
手に入れよう

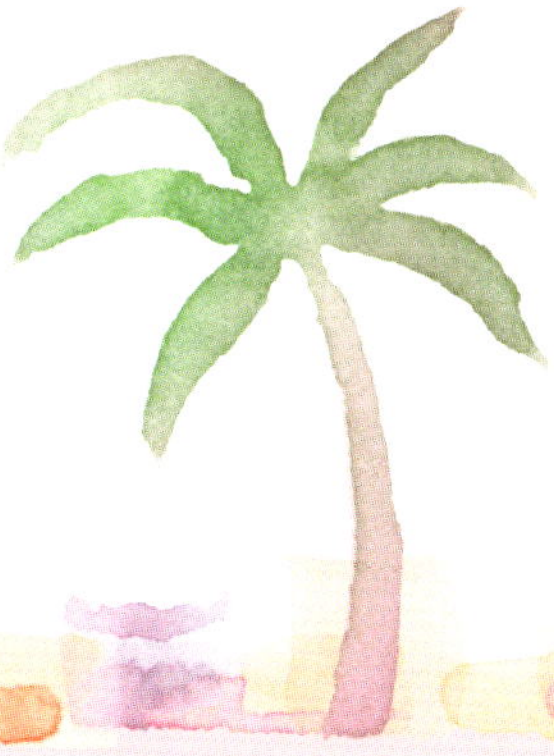

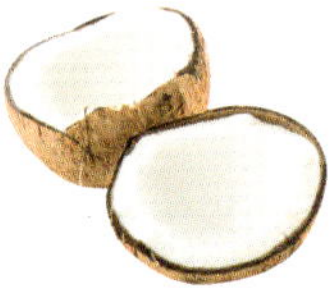

ケトン体がどんどん合成される
ココナッツミルク・ダイエット

ここからはココナッツミルク・ダイエットの具体的なやり方について、お話ししましょう。やり方はいたって簡単です。ココナッツミルクをとって、ケトン体の合成を促す、それだけです。

ただし、ケトン体を合成しやすい体に切り替える必要があります。

【ココナッツミルク・ダイエット基本のお約束】

●ココナッツミルクをとってケトン体質に切り替える

●糖質を制限してケトン体回路のスイッチをオンにする

第2章でご説明したように、これまで主食を毎回の食事でとっていた人、つまりほとんどの人はケトン体を合成する回路が休眠状態になっています。

この場合、体内にため込まれた中性脂肪を使ってケトン体を合成できるようになるまで少し時間がかかってしまうため、血糖値が下がったときに我慢できない強い空腹感を覚えます。

ここを意志の力で克服できればいいのですが、おなかが減ったときに食べられないのはつらいものです。ダイエットは食欲との闘いというイメージがありますが、ココナッツミルクを利用するとこの悩みから解放されます。

韓国の湖西大学自然科学科肥満・糖尿病センターのスンミン・パク博士らの研究グループによると、マウスの実験でケトン体に食欲を抑制する作用があることが確認されたそうです。

パク博士らは2型糖尿病を発症したマウスにケトン体を投与し（脳室内に直接投与）、食欲をコントロールしているインスリンとレプチンが脳でどのように作用するかを検討しました。すると、ケトン体を投与したマウスではインスリンとレプチンの働きが改善して、食欲をコントロールできるようになっていたのです。

太っている人はインスリンやレプチンの作用が効きにくくなっていて、食欲が抑制できず、さらなる肥満を招く傾向にあります。

ココナッツミルクを摂取してケトン体の血中濃度が上がれば食欲のコントロー

ルにつながり、食欲にふりまわされなくなると考えられます。

もうひとつココナッツミルク・ダイエットで大切なのが、糖質を制限することです。ココナッツミルクをとったとしても、ごはんやパン、めんなどをいっしょに食べて血液中のブドウ糖が多くなると、ケトン体はあまり合成されません。ケトン体を効率よく合成するためには、糖質を制限することをおすすめします。

ただ、ダイエット中にごはんやパン、甘いものが欲しくて我慢できず、ダイエットに挫折してしまうという人も少なくありません。

最近の研究では、脳の食欲中枢でグルコキナーゼという酵素が活性化すると、糖質をむしょうに欲するようになることが明らかになっています。ケトン体にはこのグルコキナーゼを抑制する作用があるので、ココナッツミルクを摂取したときに糖質をそれほど欲しがらなくなるのはそのせいかもしれません。

不思議かもしれませんが、だまされたと思って試してみてください。

ココナッツミルクを摂取して、ケトン体がどの程度合成されるかは個人差があります。一例ですが、40代女性にココナッツミルクを摂取してもらってケトン体の血中濃度の変化を調べたところ、次のような結果になりました。

●前日に糖質を摂取している場合（通常の食事をとったとき）

ココナッツミルク入りコーヒー（大さじ2＝30g・中鎖脂肪酸は約5g）

ケトン体の変化　摂取前　0.2 mmol/L ⇒ 摂取後4時間　0.4 mmol/L

●2週間、糖質を制限した場合（糖質制限を行っているとき）

ココナッツミルク入りコーヒー（大さじ2＝30g・中鎖脂肪酸は約5g）

ケトン体の変化　摂取前　0.2 mmol/L ⇒ 摂取後4時間　1.4 mmol/L

糖質制限を行うと、ケトン体の血中濃度が上がりやすくなっていることがわかります。ケトン体が合成されると、食欲をコントロールしやすくなると期待できます。食事の前にケトン体の血中濃度が高くなるように、食事の3～4時間前にココナッツミルクを摂取すると、食べすぎ予防になります。ココナッツミルクをとる、おすすめのタイミングを75ページで紹介しているので参考にしてください。

食事の3～4時間前にココナッツミルクを摂取すると、食欲が抑制されて食べすぎ予防になる。

Column

アメリカでグルテンフリーが増えている理由

いま、アメリカではグルテンフリーが一般的になっています。アメリカほどではありませんが、日本でもグルテンフリーという表示を見かけるようになってきました。グルテンとは小麦粉に含まれるたんぱく質のことで、グルテンフリーは文字通り「グルテンを含まない」という意味で使われています。

糖質のなかには小麦粉が含まれるので、糖質を制限すると自然にグルテンフリーになるわけですが、加工食品に使われているケースもあります。表示をよくチェックして小麦粉をとらないように気をつけてください。

グルテンがどうしてここまで危険視されているのでしょうか。

それは、グルテンが私たちの体にさまざまな炎症をもたらすことがわかったからです。アメリカでは、グルテンがもたらす炎症反応は「グルテン過敏症」と呼ばれています。グルテン過敏症に陥ると、腸内ガス、腹部膨満感、便秘、下痢など腸の疾患だけでなく、脳に炎症をもたらして頭痛、てんかん、うつ病、統合失調症、ＡＤＨＤ（注意欠陥・多動性障害）、性欲減退などを引き起こすきっかけになると指摘されています。

もともと、グルテンフリーは腸に炎症が起こるセリアック病を改善するために考案された食事療法でした。

ところが、セリアック病を発症していない健康な人が、グルテンフリーを取り入れることで、体の調子がよくなったという体験談が聞かれるようになり、注目され始めました。特に話題になったのが、２０１１年にインターネット上で報道された「テニスプレーヤーのジョコビッチ選手が新たに始めたグルテンフリーの食事が、テニス史上かつてない優れた結果につながった」というニュースです。

アメリカでは、グルテンは現代における「毒物」とみなされ、健康志向の強い人はグルテンフリーを取り入れています。今後、日本でもグルテンフリーがもっと広まっていくことでしょう。

なお、本書で紹介しているレシピはすべてグルテンフリーとなっています。

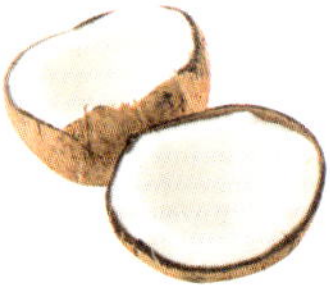

ケトン体の合成を促す おすすめの食べ物

健康的にやせるためには、ダイエット中でも不足することなくしっかり食べたほうがいいものもあります。やせたいからといってやみくもに食べる量を減らしてしまうと、肌のハリやツヤがなくなったり、髪の毛がパサパサしたり、かえって老けて見えてしまいます。また、疲れやすく、だるさがとれないといったときも必要な栄養素が足りていないサインなので要注意です。

美しく、健康的にやせるためにとったほうがいいものを覚えておきましょう。

■たんぱく質を豊富に含む肉・卵・魚介類・豆腐

主食はまったくとらない、もしくは減らしても問題ありませんが、肉や卵、魚介類、豆腐などたんぱく質を多く含むおかずはしっかりとるようにしましょう。たんぱく質は体内でアミノ酸に分解され、細胞はもちろん、ホルモンや代謝に必要な酵素の原料となります。これらが不足すると細胞の新陳代謝がスムーズにできなくなって、肌のハリやツヤがなくなり、髪の毛がパサつきます。

卵は1日に1個、豆腐や納豆など大豆製品も毎日とるようにして、肉と魚を交互にバランスよくとるのが理想です。

■ビタミン・ミネラル・食物繊維が豊富な野菜

エネルギー代謝にはビタミンやミネラルが欠かせません。これらが不足するとエネルギーをうまくつくり出すことができず、疲れやすくなったり、だるさがとれなかったりします。野菜、きのこ、海藻、くだものをしっかりとりましょう。これらをしっかり食べるようにすると、食物繊維もいっしょにとれてダイエットに役立ちます。野菜やくだものを使ったスムージーは、ビタミンやミネラルが効率よくとれるので朝食におすすめです。

肉や魚介類、豆腐などたんぱく質を多く含むおかず、ビタミンやミネラルを豊富に含む野菜をたっぷりとろう。

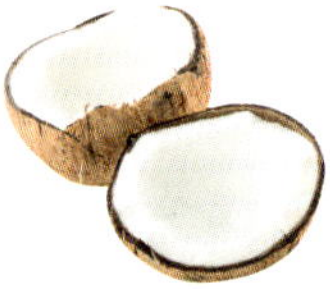

ケトン体の合成を阻む
避けたほうがいい食べ物

ダイエット中に避けたほうがいいものは、もうおわかりのように〝糖質〟です。糖質の多いものをできるだけ控える〝糖質オフ〟の食事を実践しましょう。せっかくココナッツミルクをとっても、糖質をいっしょに食べてしまうと血糖値が上昇してケトン体をうまく合成できなくなります。

糖質が多く含まれているものは主食や甘いお菓子やドリンクなど、わかりやすいものもありますが、意外なものもあるので要注意です。

■制限したほうがいいもの

ごはん、パン、めんなどの主食はすべて糖質を多く含みます。このほか、とうもろこしも穀類なので避けたほうが安心です。ケーキ、アイスクリーム、コーラ、ソーダ、酎ハイ、カクテルなど、食べたり飲んだりしたときに甘いと感じるものには砂糖が入っているので、これらもダイエット中は厳禁です。カロリーの低い人工甘味料を使ったものは大丈夫と思われがちですが、甘いものを口に入れるとインスリンが反応するので、ダイエット中はこれらも避けましょう。

体重が減ってきたら、ケトン体が合成されているサインです。目標体重になったら制限をゆるくしても大丈夫です。ただし、糖質をとりすぎるとまた太ってしまいます。それまでの半量程度を目安にするといいでしょう。

■効率よくやせるために控えたほうがいいもの

じゃがいもやさつまいもなどのいも類、かぼちゃ、れんこん、甘いくだもの（バナナ、メロン、ぶどう、柿など）にも糖質が含まれています。これらは厳密に制限する必要はありませんが、体重を効率よく減らしたい場合には控えたほうがいいでしょう。体重が減りにくいときには、制限するようにしてください。

ダイエットを始めてすぐは、糖質を多く含むものを制限する“糖質オフ”の食事にしたほうがよい。目標体重になれば適度にとるようにしよう。

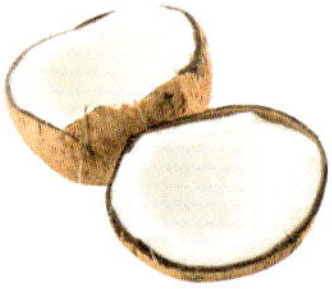

ココナッツミルクは どのくらいとればいいのか

糖質を制限していればケトン体の血中濃度は上がりやすくなります。例えば、大さじ2杯（30ｇ）のココナッツミルクをとるだけで、ケトン体の数値が摂取前の0.2 mmol/Lから1.4 mmol/Lまで跳ね上がったというデータがあります。ケトン体がどの程度増えるかは個人差があるので一概には言えませんが、1回の摂取量は30～50ｇ程度を目安とするとよいでしょう。

糖質を摂取している場合は、ココナッツミルクをとってもケトン体の数値は上がりにくいので多めにとる必要があります。

それまでごはんやパン、甘いお菓子を好きなだけ食べてきた人にとって、いきなり糖質をやめるのはかなり難しいかもしれません。そんなときには、まずココナッツミルクをとることから始めましょう。ココナッツミルクでケトン体の血中濃度が上がれば、食欲が抑制されてごはんやパン、めん、甘いお菓子を食べたいという欲求に悩まされなくなります。

ケトン体の血中濃度が上がった人は、みなさん口をそろえて「それほど食べたいと思わなくなった」とおっしゃっています。こればかりは経験していただかないと実感できないので、まずはココナッツミルクをとった3～4時間後に食欲がどの程度あるか、あなた自身で経験してみてください。

参考までに、ココナッツミルクに含まれる中鎖脂肪酸の量を紹介します。

100gのココナッツミルクに含まれる中鎖脂肪酸の分量

（アヤム社／日仏貿易の場合）

- ●ココナッツミルク……………脂質18～21%（中鎖脂肪酸／13・9g）
- ●ココナッツミルクプレミアム…脂質22～24%（中鎖脂肪酸／15・9g）
- ●ココナッツクリーム…………脂質27～29%（中鎖脂肪酸／19・2g）
- ●ココナッツミルクパウダー……脂質60%（中鎖脂肪酸／39・8g）

朝、コーヒーに大さじ2杯入れて飲むと中鎖脂肪酸が約5g摂取できる。体重の減り方や食欲の状態で、足りなければ増やすようにしよう。

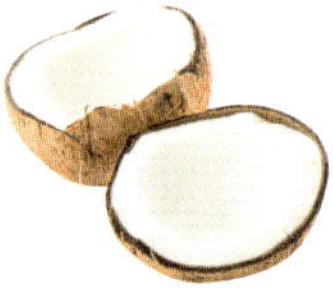

おやつを食べて ケトン体の血中濃度を維持

ダイエット中のおやつは厳禁。そんなイメージがあります。ドーナツやケーキ、アイスクリーム、チョコレートなど甘いお菓子はもちろん厳禁です。これは、おやつがダメなわけではなく、「甘いお菓子」がダメだからです。

おやつはもともと、1日2食だったころに「八つどき（午後2時ごろ）」にとる軽い食事のことでした。朝食と夕食の間にとる食事だったのです。

現代で考えると、昼食と夕食の間隔はどうしても長くなります。朝、ココナッツミルクをとると、3～4時間後にケトン体の血中濃度はもっとも高くなり、その後、徐々に下がっていきます。

午後2～3時ごろには摂取前くらいまで下がってしまうので、そのタイミングでもう一度ココナッツミルクをとりましょう。午後の休憩時間にココナッツミルク入りのコーヒーを飲むのがおやつになります。

午後2～3時くらいにココナッツミルクを摂取すれば、夕方5～6時にふたたび血中濃度が高くなり、夕食の食べすぎを抑えてくれるでしょう。

ココナッツミルク入りコーヒー以外にも、血糖値を上げない甘くないおやつであれば食べても大丈夫です。ただ、甘くないおやつになると選択肢が少なくなってしまうのが難点ですが……。

プレーンヨーグルト、糖質が少ないビターチョコレート、ナッツなどがおすすめです。特にナッツは低糖質で半分以上を脂質が占めています。ケトン体質にはぴったりのおやつですね。

ナッツのなかでも、アーモンド、くるみ、カシューナッツなど木になるものがケトン体質には適しています。できるだけローストしておらず、食塩などで味つけされていない無添加のものを選ぶようにしましょう。

ココナッツミルク入りコーヒーや甘くないチョコレート、ナッツなどのおやつをとって、ケトン体の血中濃度を維持しよう。

Column

中鎖脂肪酸は昔から治療に利用されている

ケトン体の原料となる中鎖脂肪酸は、これまであまり注目されることのない脂質でした。しかし、実は40年以上前から医療現場で利用されています。てんかん、腎臓病、消化管の術後、食事が十分にとれない高齢者など、高脂肪食を必要とする患者さんへの栄養補給が目的で、消化しやすく、エネルギーになりやすい脂質として治療食に取り入れられていたのです。

治療に用いられるくらいなので、摂取してもなんら問題はありません。

中鎖脂肪酸は炭素が8個のカプリル酸、炭素が10個のカプリン酸、炭素が12個のラウリン酸から構成されています。商品によってはこれらの含有量を表示しているものもあるので、購入するときはラベルをチェックしてみましょう。

ココナッツミルクに含まれる中鎖脂肪酸は消化・吸収されやすく、摂取後3〜4時間でケトン体の血中濃度が上昇し、ピークに達します。

食事の3～4時間前にココナッツミルクをとろう

7:00	起床	
7:30	朝食	ココナッツミルク入りコーヒー + 野菜とくだもののスムージー
	出勤 仕事	10～11時にはケトン体の血中濃度がもっとも高くなり、食欲が抑えられる
12:00	昼食	野菜やたんぱく質中心の食事（できるだけごはん、パン、めんなどの糖質はとらない）
	仕事	
15:00	間食	ココナッツミルク入りコーヒー + ナッツ、プレーンヨーグルトなど
	仕事	
19:00	帰宅	
20:00	夕食	野菜やたんぱく質のおかず中心（糖質はとらない） ＊ゆるやかなダイエットでよい場合は、それまでの半量程度を目安に糖質をとってもよい
21:00	以降	
24:00	就寝	寝ている間にブドウ糖を使い切ってしまう（翌日の朝にはケトン体の血中濃度アップ）

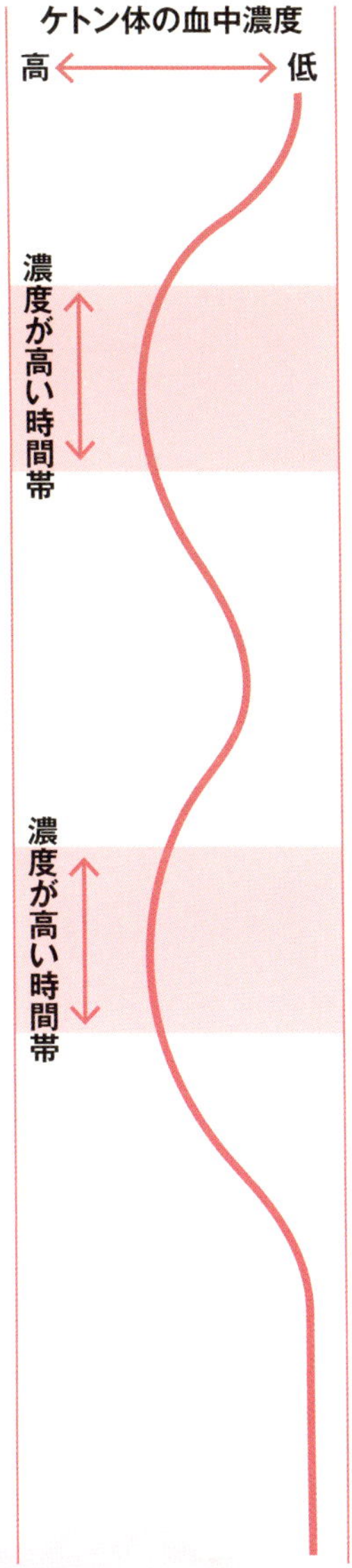

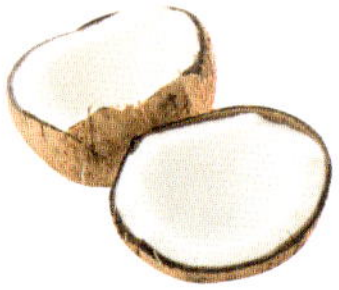

自分の中性脂肪を燃やして ケトン体を合成しよう

ココナッツミルクからケトン体を合成できるようになったら、あなたの体はケトン体質へと切り替わっています。さらに効率よく脂肪を燃焼させて体重を落とすためには、自分の中性脂肪からケトン体を合成するようにしましょう。

あなたの中性脂肪をより燃焼させるふたつの方法を紹介します。

■ココナッツミルクの摂取量を徐々に減らす

ダイエット開始直後はケトン体の回路がまだ活発に動いていないのでココナッツミルクをとらないと一時的にエネルギー不足に陥ってしまう心配があります。最初はココナッツミルクをとってケトン体の合成を促しましょう。

ただし、ココナッツオイルほどではありませんが、ココナッツミルクにも脂質が多く含まれています。ココナッツミルクをたくさんとってしまうと、それだけケトン体に合成される体内の中性脂肪の量が減ってしまいます。

ダイエット目的で、体重を早く落としたいのであればココナッツミルクの摂取量を徐々に減らしましょう。

■体を動かして消費エネルギーを増やす

もうひとつ効果的なのが運動することです。体を動かすと筋肉で消費するエネルギー量が増え、ケトン体がたくさん使われます。そうなれば、中性脂肪がどんどん燃焼してケトン体となり、体重は確実に落ちていくでしょう。

また、空腹感を覚えたときに体を動かすとケトン体の合成が促されて、より中性脂肪が燃焼しやすくなります。運動はダイエット効果だけでなく、免疫力を高める、血液循環をよくするなどさまざまな効果があるので、日ごろから積極的に体を動かすようにしましょう。

運動しなくても中性脂肪は燃焼するが、運動をするとより効率よく消費されて体重の減少に役立つ。

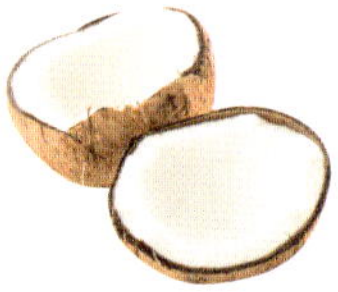

ダイエットを続けるための モチベーションアップ

ココナッツミルク・ダイエット、とても簡単ですよね。シンプルでわかりやすいダイエットです。ちょっと難しいのは、糖質を制限することでしょうか。最初の2～3日はつらいと感じるかもしれませんが、ケトン体の血中濃度が上がれば自然と糖質に対する欲求は抑えられるようになります。

ここをうまく乗り切るために、ココナッツミルクを摂取してケトン体質にスムーズに切り替えるようにすすめています。

体重が確実に減っていればケトン体質にうまく切り替わっていますが、なかなか減らない場合にはなんらかの要因でケトン体の血中濃度が上がっていないということも考えられます。

一般的な医療機関ではケトン体の検査がほとんど行われていませんが、糖質制限をすすめている医療機関であればケトン体の検査が受けられるところもありま

3章 ココナッツミルクでケトン体質を手に入れよう

```
┌─────────────┐
│ 糖質を制限する │
└──────┬──────┘
       ▼
┌─────────────┐
│ ココナッツミルク │
│ を摂取する    │
└──────┬──────┘
       ▼
┌─────────────┐
│ ケトン体質   │
│ になる      │
└──────┬──────┘
       ▼
┌─────────────┐
│ 中性脂肪が   │
│ 燃焼する    │
└──────┬──────┘
       ▼
  ココナッツミルク・
  ダイエットの完成
```

す。体重があまり減らないようなら、インターネットなどで探して、ケトン体の血中濃度をはかってみましょう。自分のケトン体の血中濃度がわかれば、ダイエット効果がわかりやすくモチベーションもアップします。

もうひとつ、モチベーションを高めるためにおすすめしているのが、体重や体脂肪を毎日はかってグラフなどにすることです。グラフにすると体重の変化がわかりやすく、減少していればもっとがんばろうとやる気がわいてきます。

さらに、毎日の食事を記録しておくと、体重が急に減ったり増えたりしたときの原因がわかりやすいので、ノートなどに何を食べたか記録しておくようにしましょう。

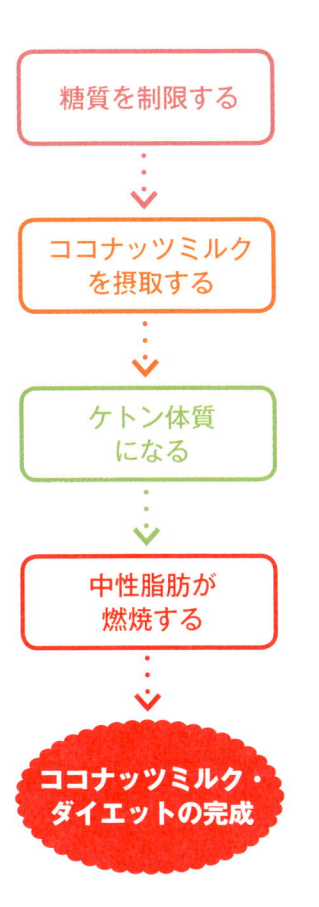

ココナッツミルクは
こうして使いこなそう！

ココナッツミルクはココヤシの白い実の部分（ココナッツ）を圧搾《あっさく》したものです。水を加えずにしぼる一番しぼり、その後、水を加えてさらにしぼる二番しぼりなど、製造法によって含まれる中鎖脂肪酸の量が異なります。

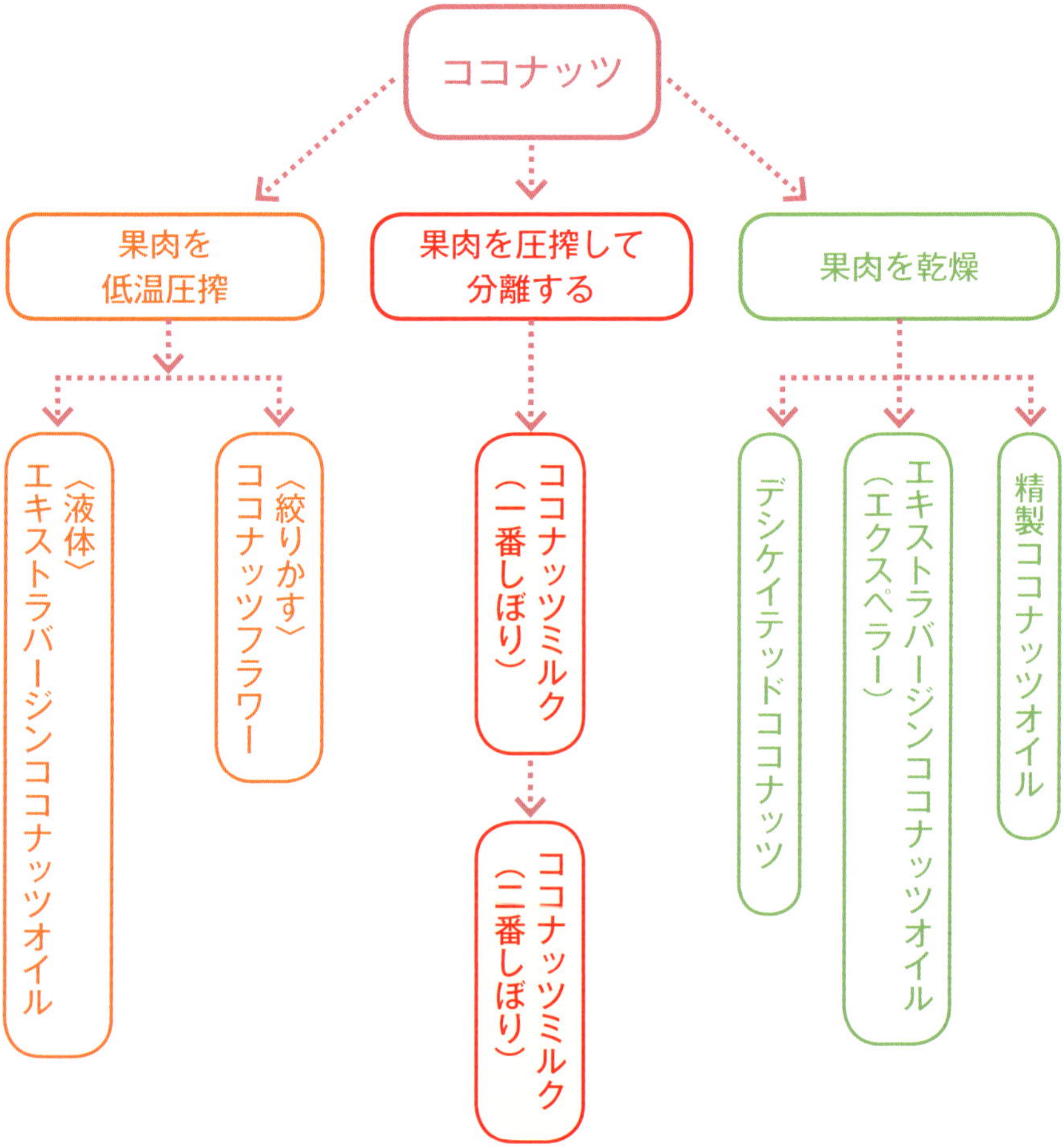

いろいろなココナッツミルクを使いこなす！

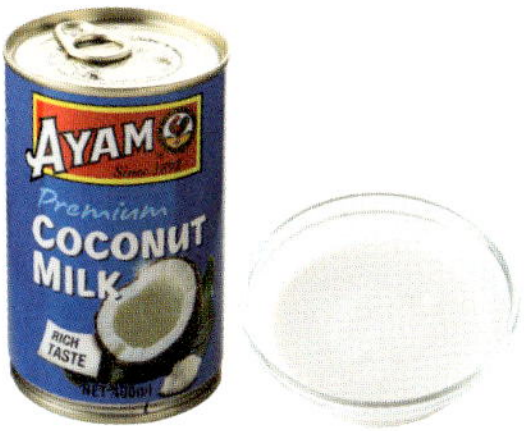

ココナッツミルク

一般的なココナッツミルク。商品によって脂質の濃度が異なり、脂質を多く含むものはトロトロとしています。カレー、スープ、炒めもの、デザート、ドリンクなどさまざまな料理に活用できます。100 g中の中鎖脂肪酸の含有量はココナッツミルクプレミアムは15.9 g、ココナッツミルクは 13.9 g。

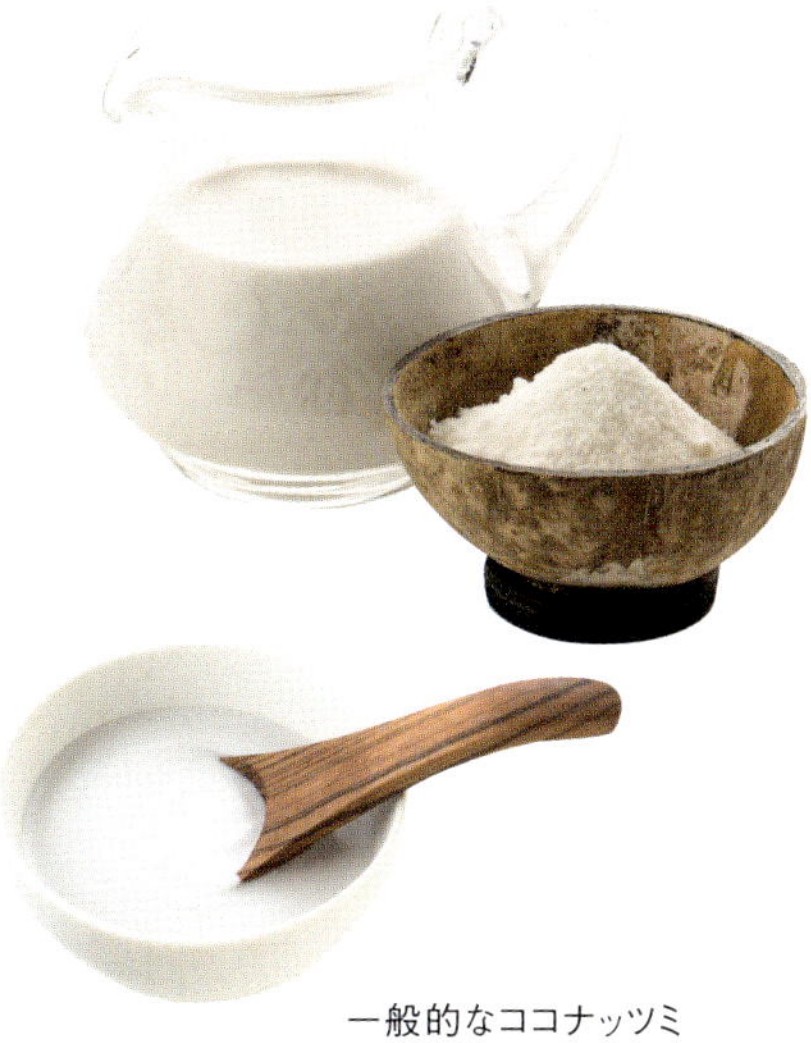

一般的なココナッツミルクに加えて、開封後も保存がきくココナッツミルクパウダーや、濃厚なココナッツクリームもそろえておくと便利

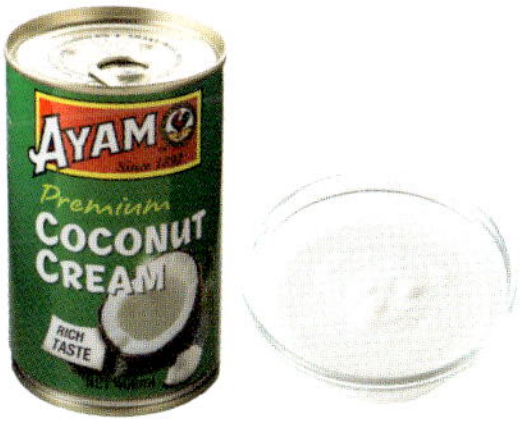

ココナッツクリーム

一番しぼりのココナッツミルクで、ココナッツのエキスが 100%ととても濃厚です。煮込み料理、カレー、デザートなどに適しています。温度が低いときにココナッツミルクの缶の中で分離して固まった部分がココナッツクリームです。中鎖脂肪酸の含有量は 100g 中に 39.8 g。

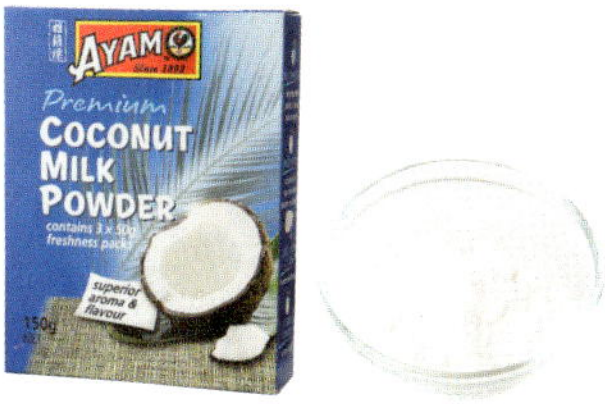

ココナッツミルクパウダー

ココナッツミルクを乾燥させて粉末状にしたものです。液体状のものに比べると賞味期限が長く、使いやすいのが魅力です。水っぽくしたくない料理に活用するとおいしく仕上がります。中鎖脂肪酸の含有量は 100g 中に 39.8 g。

ココナッツミルクの特徴アレコレ

1

温度で状態が変化する

脂質を多く含むココナッツミルクのなかには、温度が低くなると一部がバターのように固まるものもあり、この部分をココナッツクリームと呼びます。ちなみに、ココナッツオイルは25℃以上で液体、20～25℃ではクリーム状、20℃以下では白く固まるなど、温度で形状が変化します。

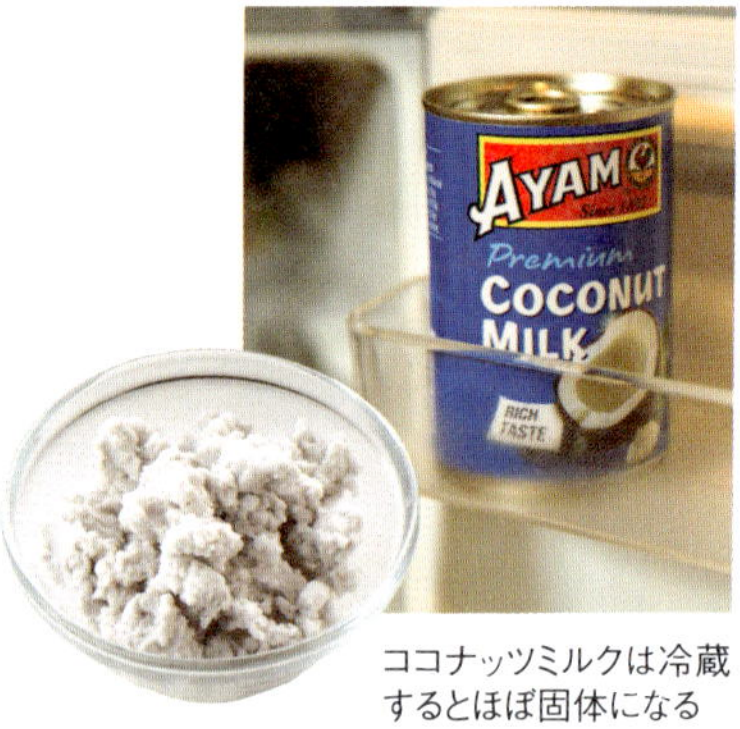

ココナッツミルクは冷蔵するとほぼ固体になる

2

色はグレーがかった白

ココナッツ自体は白い色をしていますが、圧搾するとグレーがかった白いココナッツミルクになります。真っ白なものは漂白剤を使用していたり、乳化剤を使って分離しないようにしているものもあります。できるだけ添加物の入っていないものを選ぶようにしましょう。

3

購入するときには中鎖脂肪酸をチェックする

ケトン体をより多く合成するためには、中鎖脂肪酸の含有量が多いものを選ぶようにしましょう。パッケージに中鎖脂肪酸の量を表示しているものもありますが、表示がないものは脂質の含有量からどの程度、中鎖脂肪酸が含まれているか判断するとよいでしょう。

4

開封すると日持ちしない

ココナッツオイルと違ってココナッツミルクは日持ちしません。開封後は必ず別の容器に移し変え、2～3日で使い切るようにしましょう。それ以上保存する場合は、冷凍保存して、30日以内で使い切りましょう。コーヒーなどに入れる場合は1回分ずつ小分けにして冷凍しておくと便利です。

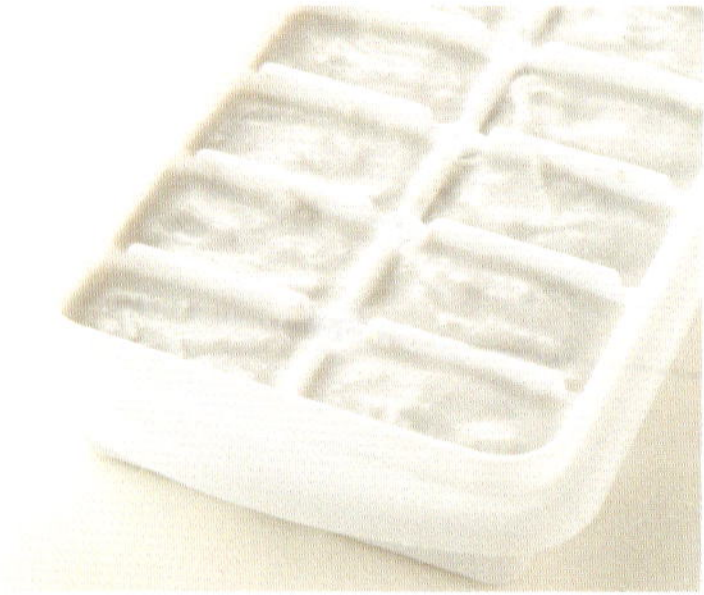

製氷皿を利用すると便利

5

解凍するときは湯せんにかける

冷凍したココナッツミルクを解凍するときは、バッドなどに湯をはり、製氷皿などの容器ごと湯に浸けて液体に戻しましょう。電子レンジで解凍しないようにしてください。気温が低いときに固まった場合は、缶ごと湯せんすればOKです。ココナッツオイルを液体に戻すときの温度よりもぬるめの湯ですぐに液体に戻ります（下の写真参照）。

6

ココナッツの風味を生かすには加熱しすぎないほうがいい

ココナッツミルクにはほんのりと甘い風味がついています。この風味を生かしたい場合は加熱時間を少なくしましょう。例えば、半量を加えて加熱し、具材に火が通ったら残りを加えるなどすると、ココナッツの風味が楽しめます。また、煮立てすぎると油脂が分離してしまいます。いずれにしても加熱しすぎないことがコツです。

ココナッツオイルも活用しよう！

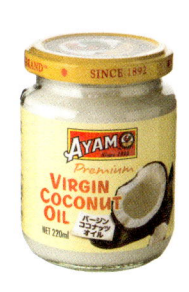

アヤム社のバージンココナッツオイル 100gには、中鎖脂肪酸が64.8 g含まれている

ケトン体を合成するためであれば、ココナッツオイルを活用してもかまいません。ただし、ココナッツオイルは100％脂質なので大さじ 1 杯（15g）でも約 135kcal と高カロリーです。とりすぎると体重が減りにくいので摂取量には注意しましょう。

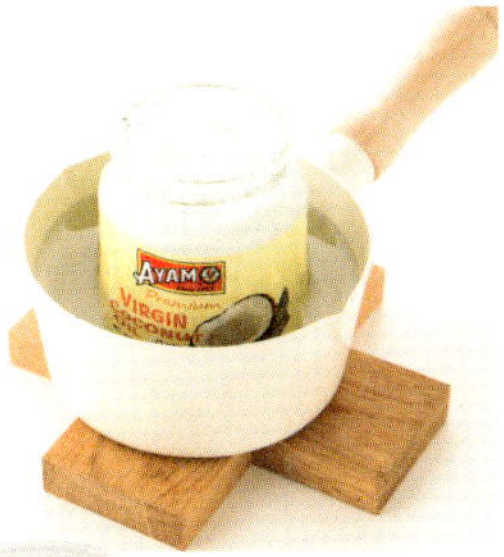

ココナッツオイルは 20℃以下になると白く固まるので、液体に戻したいときは 40 ～ 50℃の湯で湯せんする

＊中鎖脂肪酸の含有量はアヤム社の製品に含まれている分量。商品によって異なる。

Daniela's coconut milk report

ダニエラのココナッツミルク・リポート

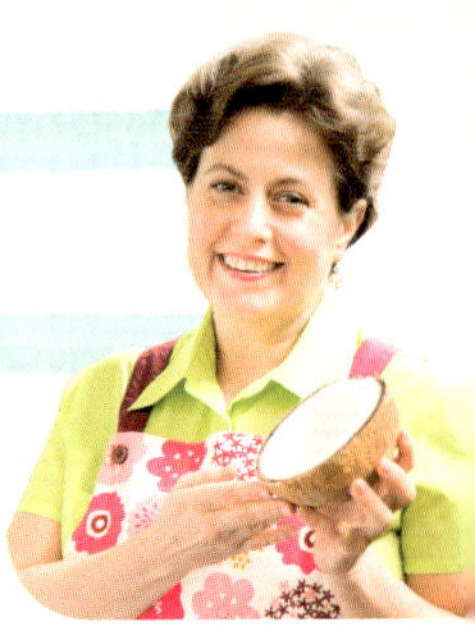

私のライフワークのひとつは、世界各国のおいしい料理を探し出し、それをよりヘルシーにアレンジすることです。また、食と健康に関する世界中の論文を常にチェックしています。

論文には「こんな食品は健康に悪い」というものが多く、「いったい何を食べたらいいのかしら」と考え込んでしまうこともしばしば。そのなかで、ココナッツミルクやココナッツオイルとの出会いはうれしい出来事でした。

ココナッツミルクをよく使う土地で私が訪れたのは、タイ、フィリピン、マレーシア、インドネシア、シンガポール、スリランカ、モルディブ、グアム、ハワイ、ブラジルなど。私がいちばんおいしいと感じたのはタイの料理でした。

そこで、本書のレシピをまとめる前に、タイで個人レッスンを受け、ココナッツミルクを使いこなすコツを学びました。もっとも印象的だったのは、すべての料理をとても手早く作るということ。タイ料理はたくさんのスパイスを使いますが、短時間で加熱することにより、スパイスの香りやココナッツミルクの風味を上手に生かし、おいしく仕上げているのです。

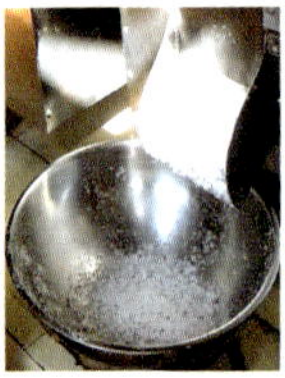

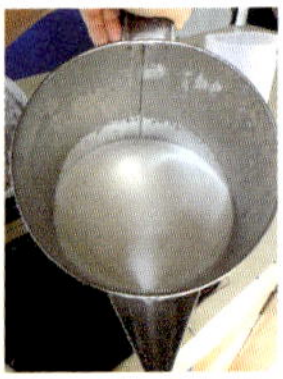

ココナッツミルクの製造工程も見学させてもらいました。白い実を機械で粉砕し（左）、これを圧搾してココナッツミルク（右）とココナッツオイルを作ります。

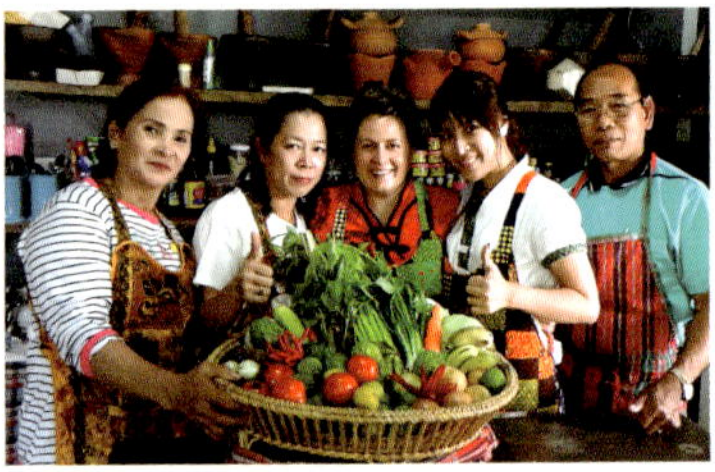

ココナッツミルク料理を教えてくれたタイのみなさん

次のページからご紹介するのは、単にココナッツミルクを使っているだけでなく、砂糖、小麦粉を一切使わない糖質オフ、グルテンフリーのレシピです。甘みを加えたい料理には、はちみつを少し使っています。そのほかにも健康と美容のためによい食材ばかりをそろえ、調理法も工夫しました。

ココナッツミルクを日常的にとっている土地の人は、基本的にみなスリムで健康的。ただし、食文化がグローバル化し、その土地本来の料理が失われるにつれて、肥満や生活習慣病が増えつつあります。もう一度、本来のヘルシーな料理に立ち戻ってもらい、共においしいココナッツミルク生活を楽しめることを願っています。

4章

ココナッツミルクのおいしいダイエットレシピ

糖質オフでヘルシーにやせる！

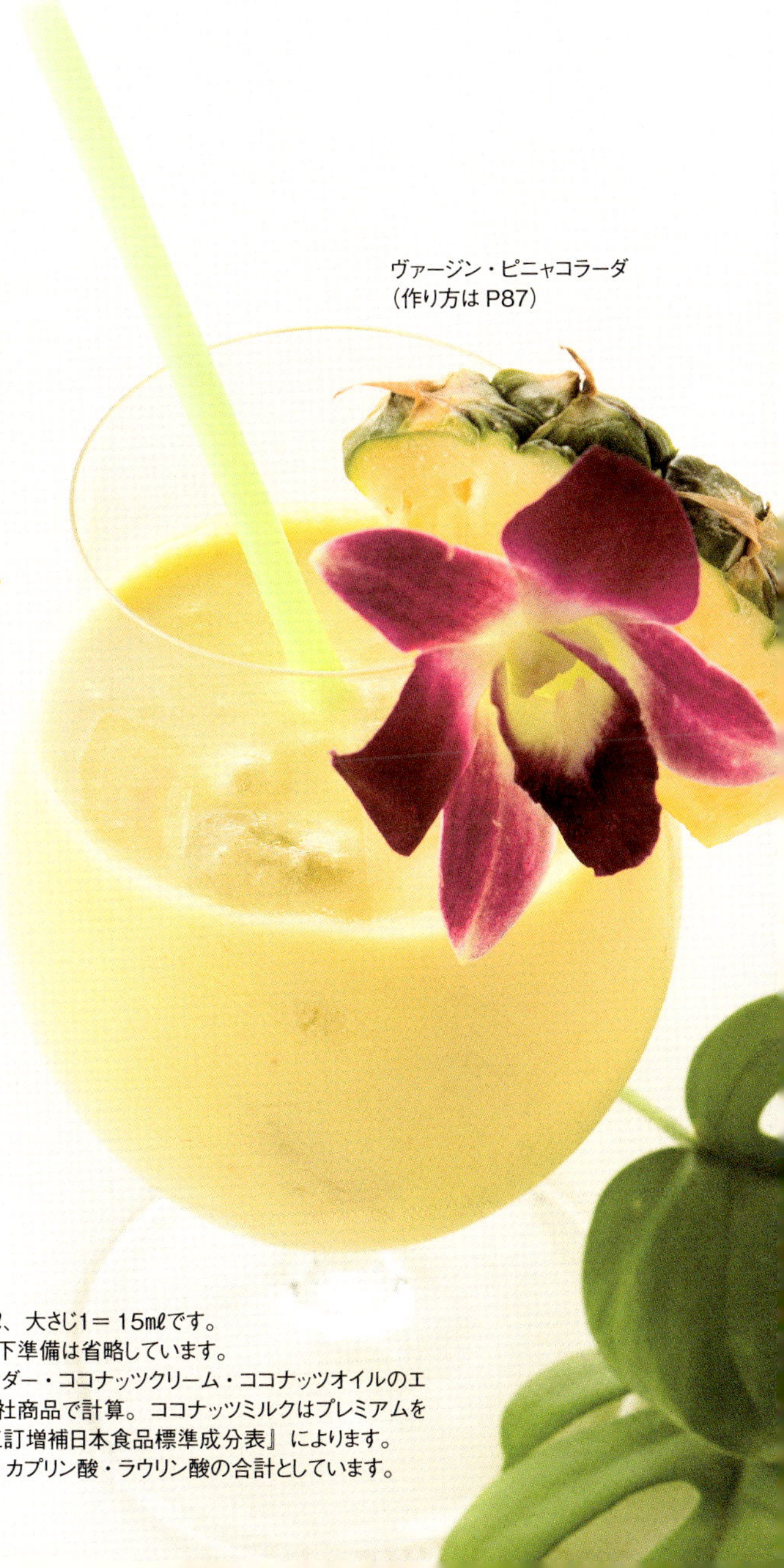

ヴァージン・ピニャコラーダ
（作り方はP87）

※本書の計量の単位は、小さじ1＝5mℓ、大さじ1＝15mℓです。
※野菜を洗う、皮をむくなどの基本的な下準備は省略しています。
＊ココナッツミルク・ココナッツミルクパウダー・ココナッツクリーム・ココナッツオイルのエネルギー量・栄養成分量は、アヤム社商品で計算。ココナッツミルクはプレミアムを使用しました。そのほかの食品は『五訂増補日本食品標準成分表』によります。
＊本書では中鎖脂肪酸量をカプリル酸・カプリン酸・ラウリン酸の合計としています。

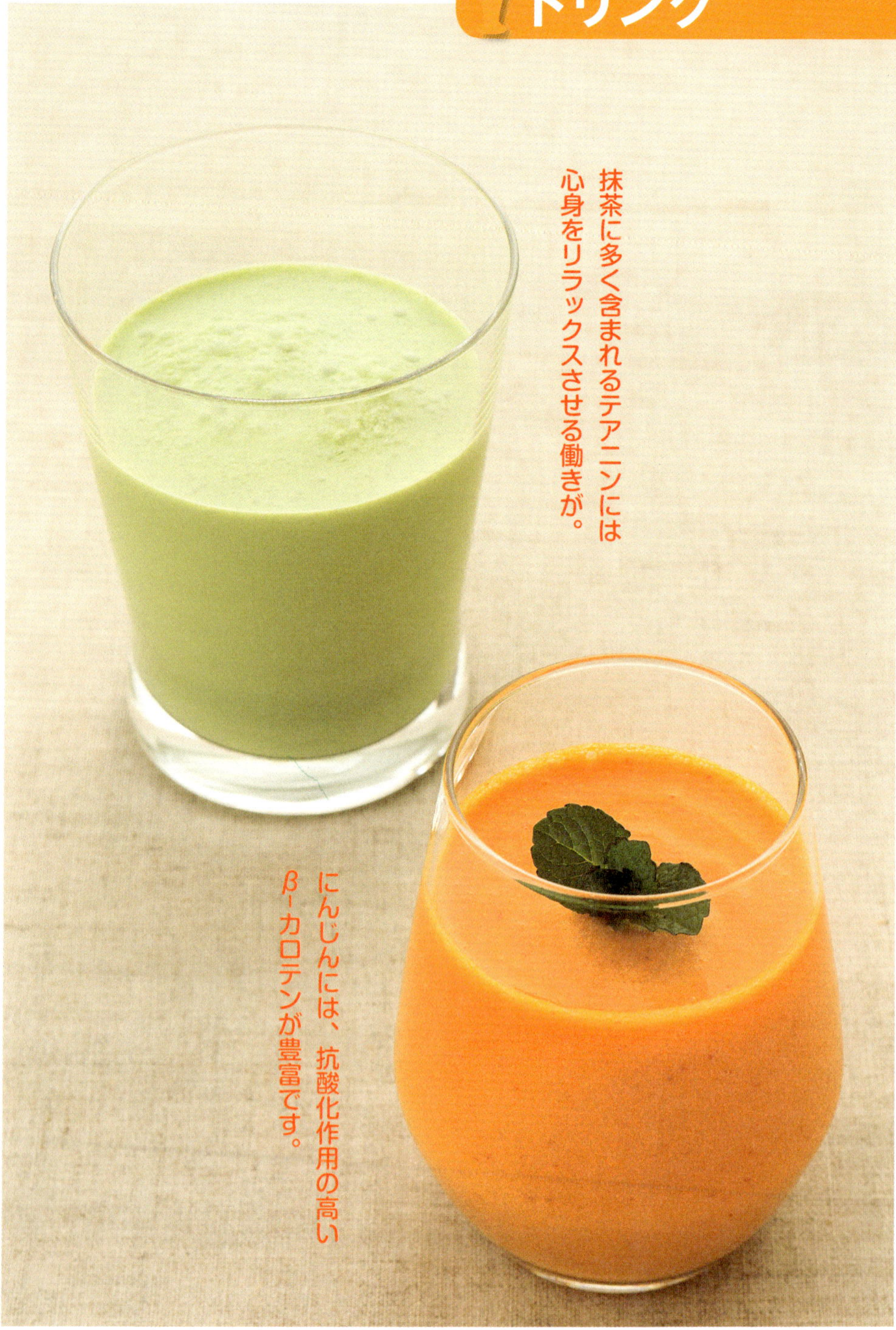

抹茶に多く含まれるテアニンには
心身をリラックスさせる働きが。

にんじんには、抗酸化作用の高い
β-カロテンが豊富です。

1人分 373kcal 炭水化物 37.4g たんぱく質 4.1g 食物繊維 3.8g 中鎖脂肪酸 15.9g

ヴァージン・ピニャコラーダ （P85写真）

材料（1杯分）

パイナップル（生または冷凍）
……250g（⅙個分くらい）
ココナッツミルク……100mℓ
氷……2個くらい

作り方

1 材料をすべてミキサーにかける。
※冷凍パイナップルは解凍せずそのまま入れてOK。
2 グラスに氷（分量外）を入れ、1を注ぐ。あれば皮付きのパイナップルを飾る。

1人分 282kcal 炭水化物 13.0g たんぱく質 3.2g 食物繊維 0.8g 中鎖脂肪酸 15.9g

アイス抹茶ラテ

材料（1杯分）

A 抹茶……小さじ1
A はちみつ……小さじ1½
A 湯……50mℓ
ココナッツミルク……100mℓ
氷……10個くらい

作り方

1 ボウルにAを入れ、茶せん（または小さな泡だて器）でよく混ぜる。
2 温めたココナッツミルクを1に少しずつ入れながら、さらに混ぜる。
3 グラスに氷を入れ、2を注ぐ。
※1と常温のココナッツミルク、氷をミキサーで撹拌（かくはん）して作ってもOK。

1人分 201kcal 炭水化物 22.5g たんぱく質 1.9g 食物繊維 3.1g 中鎖脂肪酸 8.0g

キャロット・スムージー

材料（1杯分）

にんじん……½本
りんご……½個
レモン汁……¼個分
ココナッツミルク……50mℓ
ミントの葉……少々

作り方

1 材料をすべてミキサーにかける。
2 グラスに1を注ぎ、ミントを飾る。

Daniela's note

生の野菜やくだもので作るジュースは、植物の酵素や栄養素を効果的にとれます。ここにココナッツミルクを加えれば、さらに栄養バランスのよいドリンクに。ピニャコラーダは、ラム酒を入れたカクテルが有名ですが、アルコール抜きでもトロピカルな味わいを楽しめます。

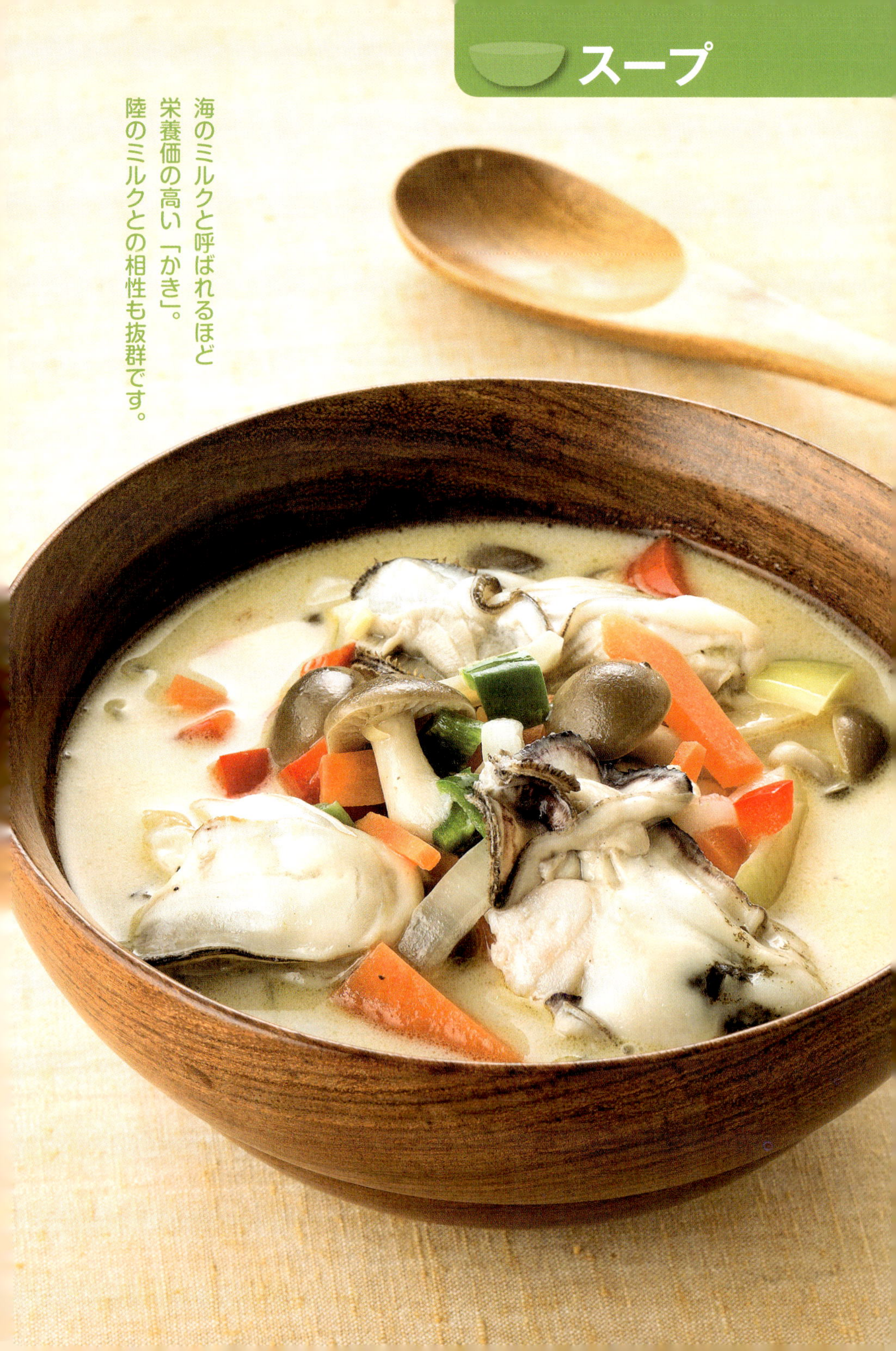

海のミルクと呼ばれるほど
栄養価の高い「かき」。
陸のミルクとの相性も抜群です。

1人分	322kcal	炭水化物	たんぱく質	食物繊維	中鎖脂肪酸
		16.1g	6.7g	3.0g	16.6g

かきのミルクスープ

かきの注目成分は、亜鉛やタウリン。亜鉛は皮膚の再生を促すので、美肌作用も期待できます。旨み成分でもあるタウリンは肝機能を強化。水溶性のためスープにたっぷり溶け出ています。

材料（2人分）

かき（加熱用）……6個
たまねぎ……½個
にんじん……¼本
ピーマン……½個
赤パプリカ……½個
しめじ……½株
しょうが……40g
ココナッツオイル……大さじ1
水……200mℓ
塩……小さじ¼
黒こしょう……少々
ココナッツミルク……160mℓ
レモン汁……小さじ½

作り方

1 かきは塩水で洗ったあと真水ですすぎ、水気をきっておく。

2 たまねぎは薄切りにする。にんじんは短冊切り、ピーマンと赤パプリカは8mmの角切りにする。しめじは石づきを取って手でほぐす。しょうがはみじん切りにする。

3 鍋でココナッツオイルを温め、2のたまねぎ、しめじ、しょうがを入れて弱火で軽く炒める。次ににんじん、ピーマン、赤パプリカを加えて軽く炒めたら、中火にして水を少しずつ入れていく。水をすべて入れたら塩、黒こしょうを入れて煮る。

4 にんじんの歯ごたえが少し残る程度に煮えたら、ココナッツミルクを入れ、1のかきを入れ、沸騰させないようにして火を通す。レモン汁を入れて味をととのえる。

Daniela's note

ココナッツミルクを入れたら、沸騰させないように火加減を調整することがポイント。煮立て過ぎると油脂が分離してしまうので注意しましょう。

フィッシュボールにも
かくし味の
ココナッツミルク
パウダーを少し。
スープに入れた
ココナッツミルクと
しっくりなじみます。

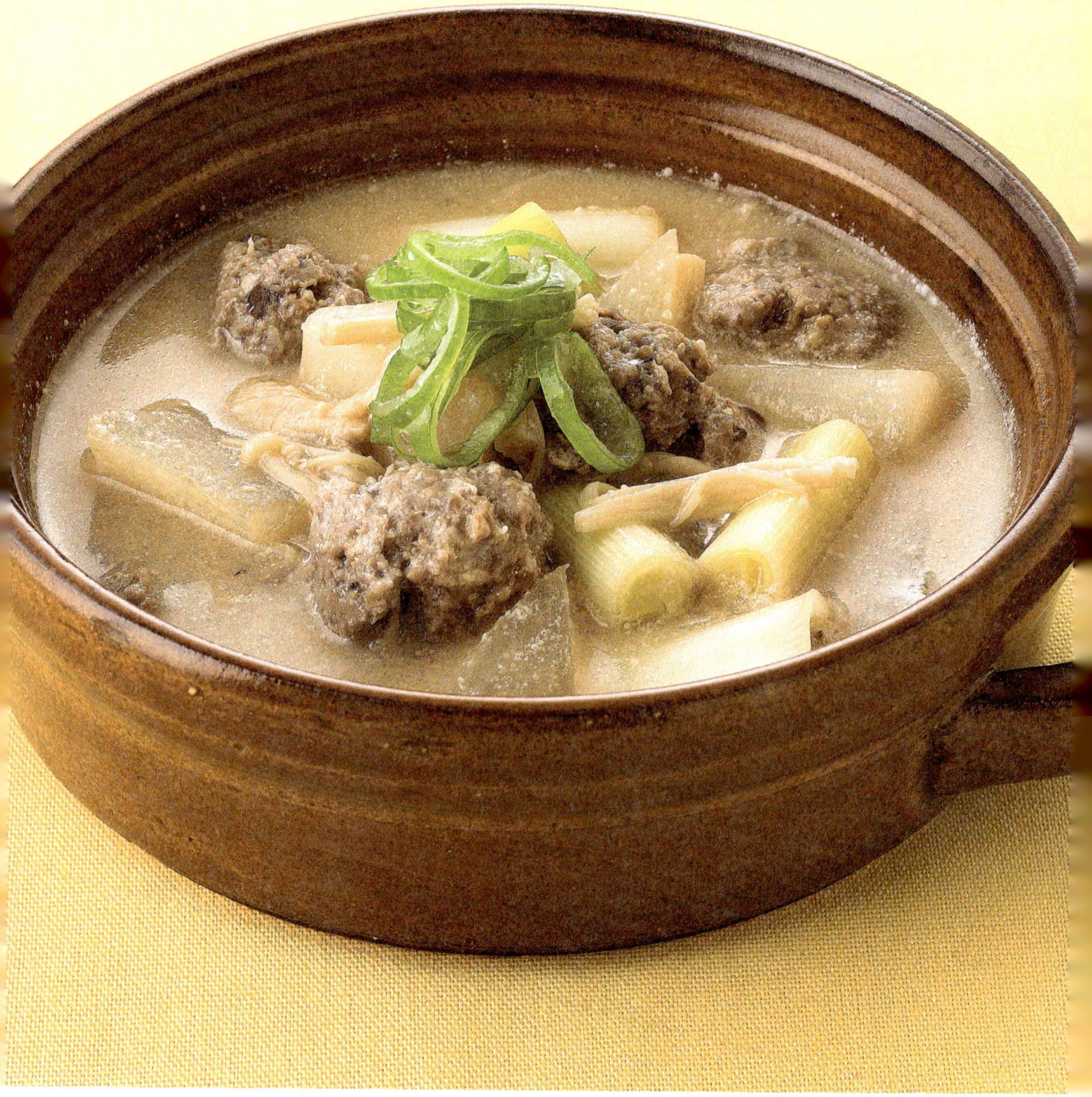

1人分 503kcal 炭水化物 25.4g たんぱく質 24.5g 食物繊維 5.2g 中鎖脂肪酸 24.5g

フィッシュボール入り酒かすスープ

材料（2人分）

フィッシュボール

いわし……2尾

A
- みそ……大さじ1
- 酒……小さじ1
- ココナッツミルクパウダー……小さじ1
- しょうが（みじん切り）……10g

長ねぎ（白い部分）……⅔本
長ねぎ（青い部分）……3㎝
えのきたけ……½袋
大根……3㎝
ココナッツオイル……大さじ1
酒……大さじ1
だし汁（昆布）……400㎖
白みそ……大さじ⅔
しょうゆ……大さじ½
酒かす……80g
ココナッツミルク……100㎖

作り方

1 いわしは頭を落とし、内臓と腹骨を取り除き、皮をはぐ（ここまでは魚店でやってもらってもよい）。これをみじん切りにし、Aを混ぜてさらに包丁で叩く。

2 1を製氷皿に入れ、ゴムべらで取り出し、形をととのえてフィッシュボールにする（下の写真参照）。

3 長ねぎの白い部分は長さ4㎝に、えのきたけは石づきを取り、半分の長さに切る。大根は短冊切りにする。

4 鍋にココナッツオイルを入れ、3の長ねぎを弱火でじっくり炒める。酒を加え、えのきたけ、大根を入れて軽く炒め、だし汁を入れて中火で煮る。

5 野菜にほぼ火が通ったら中弱火にし、白みそ、しょうゆを入れて濃いめに味をととのえる。

6 2を入れて火が通ったら、酒かすを入れ、全体が温まったらココナッツミルクを少しずつ入れ、沸騰する直前に火を止める。器によそい、長ねぎの青い部分を輪切りにして散らす。

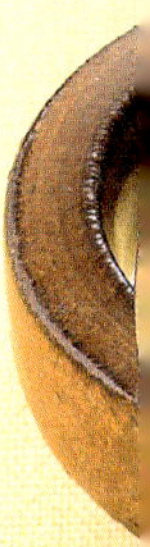

Daniela's note

叩いたいわしを製氷皿に入れてから団子にすると、手が汚れにくく、大きさも均等にできます。料理はこのように自分でさまざまな工夫をすることができますが、工夫をするという行為も脳の活性化に役立ちます。いわしには、脳細胞を活性化するDHA、EPAが豊富なほか、骨の健康に欠かせないカルシウム、カルシウムの吸収を助けるビタミンDなど、ダイエットをする際にもきちんととりたい栄養が豊富に含まれています。

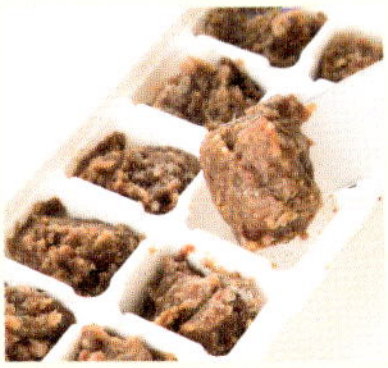

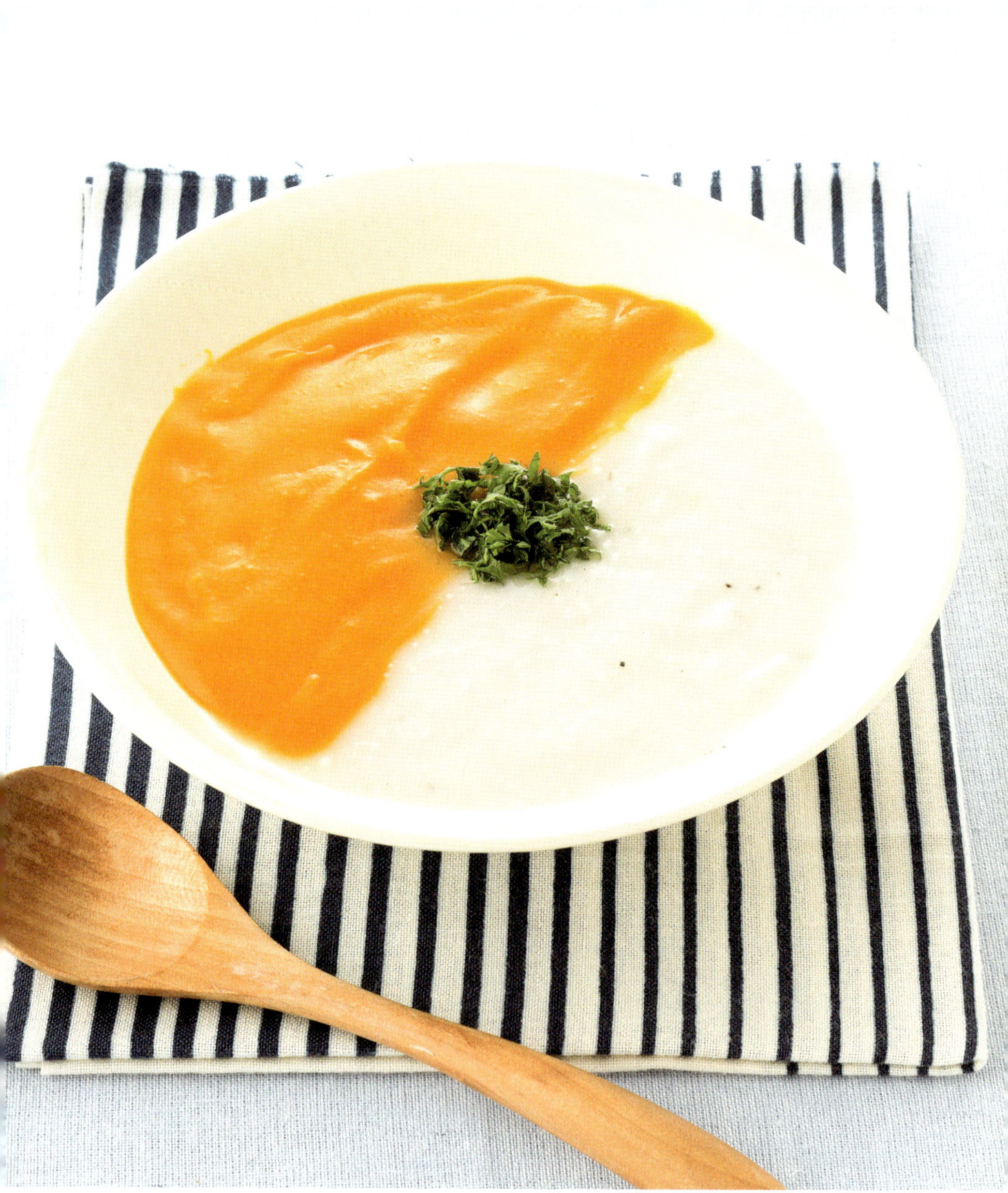

β-カロテンが豊富な
かぼちゃ。
消化を助けるかぶ。
ココナッツミルクで
2つの味を
調和させます。

1人分 193kcal 炭水化物 22.9g たんぱく質 3.5g 食物繊維 4.1g 中鎖脂肪酸 6.4g

かぶとかぼちゃの2色ポタージュ

材料（2人分）

かぶ（実）……2個
かぶ（葉）……適量
かぼちゃ……種を除いて150g
だし汁（昆布）……400mℓ
ココナッツミルク……80mℓ
塩……小さじ2/3
黒こしょう……少々
シナモン……少々

作り方

1 かぶの実、かぼちゃは皮をところどころむき、ひと口大に切る。かぶの葉はさっとゆで、みじん切りにする。

2 鍋を2つ用意し、だし汁と塩を半量ずつ入れ、それぞれにかぶの実、かぼちゃを入れて中火で煮る。

3 2がやわらかくなったら、はじめにかぶをミキサーに入れ、ココナッツミルク50mℓと黒こしょうを加えて撹拌し、ポタージュにする。これを鍋に戻したら、ミキサーにかぼちゃ、ココナッツミルク30mℓ、シナモンを入れ、撹拌してポタージュにし、鍋に戻す。

4 3をそれぞれ弱火にかけ、とろみがついたら火を止めて、はじめにかぼちゃのポタージュを器の片側に静かに注ぐ。次にかぶのポタージュを空いている側に静かに注ぎ、1のかぶの葉を散らす。

Daniela's note

この2色ポタージュは、はじめは片方ずつ、途中から混ぜ合わせていただくと3種類の味を楽しめます。最初は写真のように、2種類を別々に作りましたが、混ぜてもおいしかったので、一皿の料理にしました。

かぼちゃの種をフライパンかオーブントースターでローストしてトッピングするのもおすすめです。かぼちゃの種にはマグネシウムが、かぶの葉にはビタミンCが豊富に含まれています。

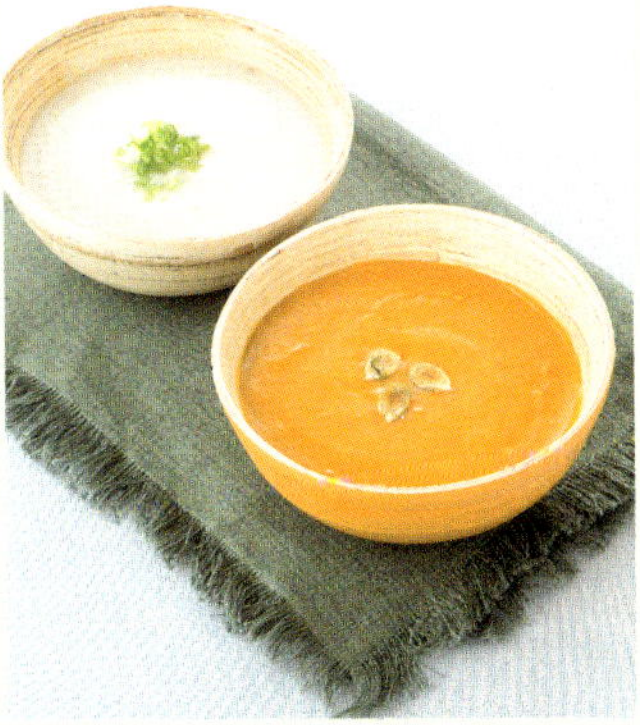

サイドディッシュ

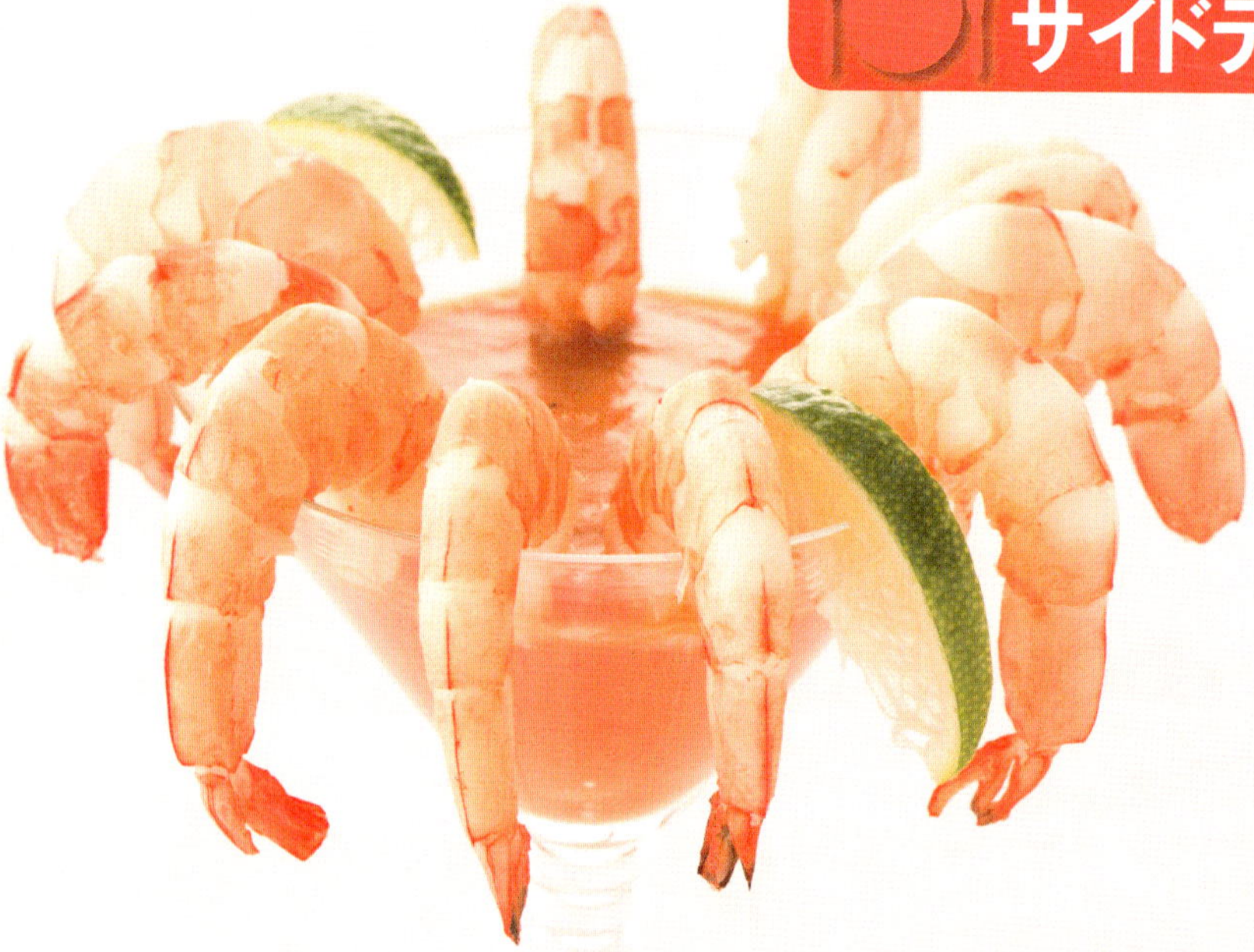

ピリ辛のカクテルソースも
香ばしく炒ったごまも
ココナッツミルクでひと味プラス。

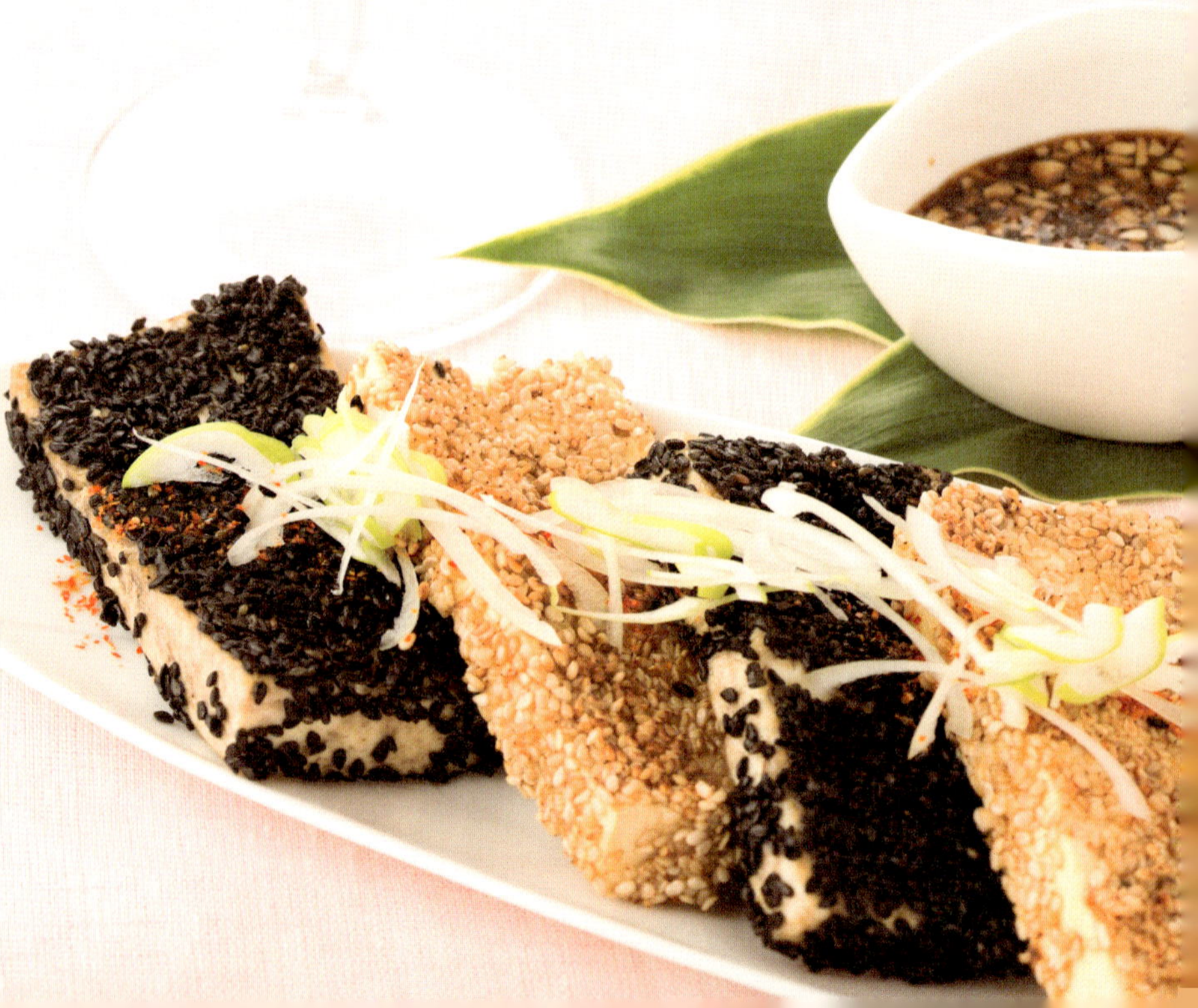

1人分	kcal	炭水化物	たんぱく質	食物繊維	中鎖脂肪酸
	141kcal	6.6g	18.7g	0.6g	2.4g

シュリンプ・カクテル

材料（2人分）

えび（無頭の車えびや
　ブラックタイガー）……11尾
ライム……¼個分

A
- トマト（ホール缶の実）……1個
- トマト缶の汁……大さじ2
- えび……1尾
- ココナッツミルク……大さじ2
- はちみつ……小さじ1
- ペッパーソース……大さじ½
- 塩……少々
- こしょう……少々

作り方

1 えびは殻をむき、背わたを取る。ライムは飾り用2切れを残してしぼる。

2 1のえびをゆで、ざるに上げて水をきり、ライムのしぼり汁少々をかける。粗熱が取れたら冷蔵庫で冷やす。

3 Aとライムのしぼり汁大さじ1、2のえび1尾をミキサーで撹拌してカクテルソースを作る。カクテルグラスにソースを入れ、2を盛りつけ、ライムを飾る。

1人分	kcal	炭水化物	たんぱく質	食物繊維	中鎖脂肪酸
	657kcal	22.0g	28.4g	6.7g	10.2g

セサミ焼き豆腐

Daniela's note

ごまはビタミンEやセサミンが豊富で、アンチエイジングに最適。たっぷりとりましょう。

材料（2人分）

木綿豆腐……1丁（400g）
卵……1個
塩……小さじ¼
ココナッツミルク……大さじ2
洗いごま（白）……50g
洗いごま（黒）……50g
ココナッツオイル……大さじ2
長ねぎ……適量
一味とうがらし……小さじ⅛

たれ
- はちみつ……大さじ½
- レモン汁……½個分
- しょうゆ……大さじ2
- にんにく（みじん切り）……2片分

作り方

1 豆腐を1㎝の厚さに切り、斜めにしたまな板の上に1時間以上置いて水気をきる。

2 ボウルに卵、塩、ココナッツミルクを入れて混ぜる。

3 白ごま、黒ごまはそれぞれ炒って別々の皿に広げる。1の豆腐を2につけ、半分は白ごまをまぶし、半分は黒ごまをまぶす。

4 フライパンにココナッツオイルを入れて中火で温め、3の豆腐に軽く焼き色がつくまで両面を焼く。皿に盛り、一味とうがらしをふり、薄い斜め切りにした長ねぎを散らす。たれの材料を混ぜ、つけていただく。

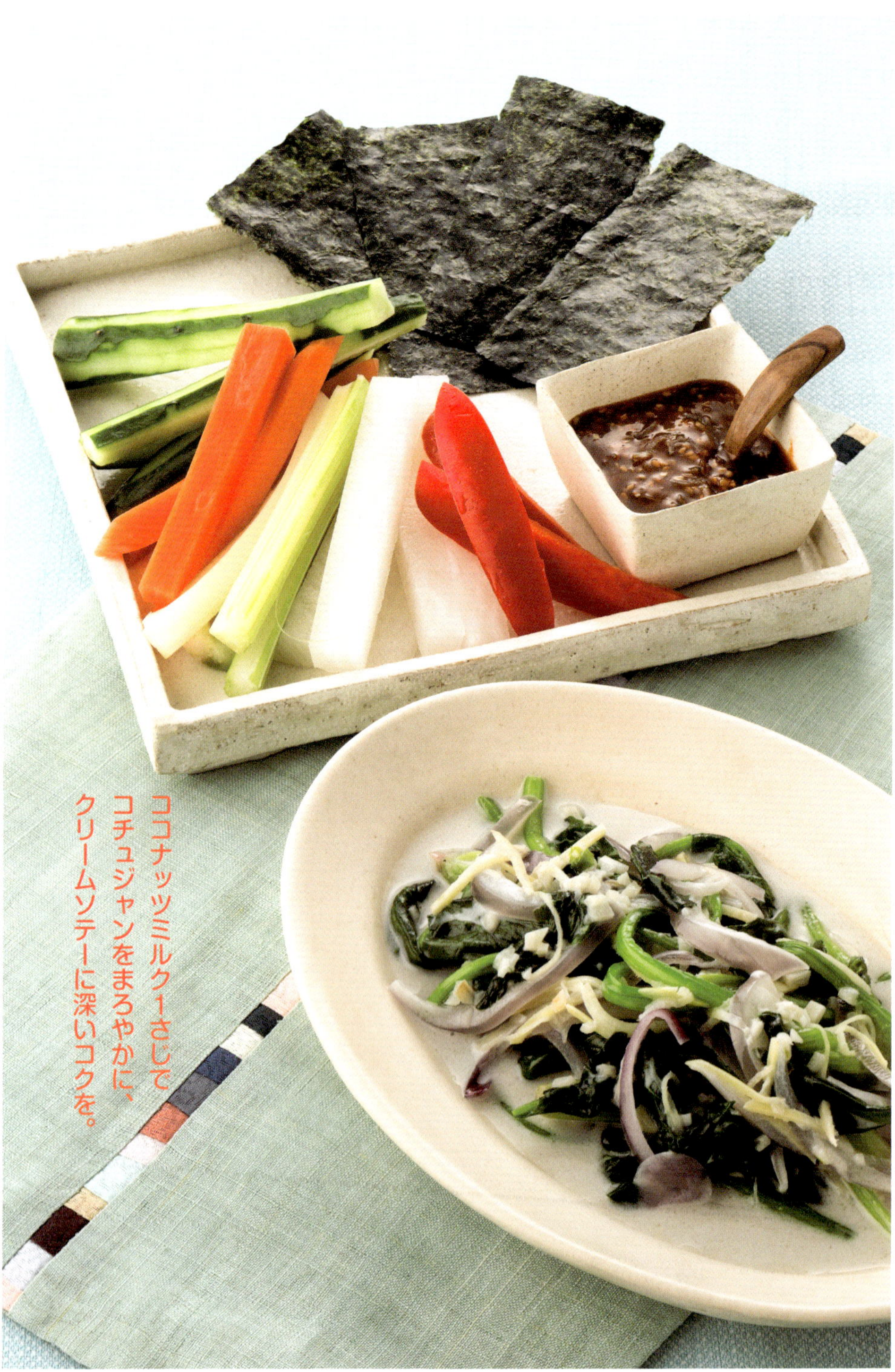

ココナッツミルク1さじで
コチュジャンをまろやかに、
クリームソテーに深いコクを。

1人分　218kcal　炭水化物 22.6g　たんぱく質 5.3g　食物繊維 3.4g　中鎖脂肪酸 2.4g

コチュジャン・ディップ

材料（2人分）

きゅうり……½本
にんじん……⅓本
セロリ……¼本
大根……⅛本
赤パプリカ……½個

A
- コチュジャン……大さじ2
- はちみつ……大さじ½
- ごま油……大さじ1
- ココナッツミルク……大さじ2
- 白炒りごま……大さじ1
- ちりめんじゃこ……大さじ1

焼きのり……1枚

作り方

1 野菜はすべて長さ7㎝くらいの棒状に切ってスティック野菜にする。

2 Aを材料表の順に混ぜてコチュジャン・ディップを作り、小さな器に盛る。

3 焼きのりは8等分する。

4 皿に1～3を盛り、スティック野菜数本をのりで巻き、コチュジャン・ディップをつけていただく。

Daniela's note

コチュジャンがないときは、赤みそに好みの量の一味とうがらしを入れたものでもOK。あとはこのレシピどおりに作るとおいしいディップになります。

1人分　179kcal　炭水化物 6.4g　たんぱく質 2.5g　食物繊維 2.6g　中鎖脂肪酸 10.4g

ほうれん草のクリームソテー

材料（2人分）

ほうれん草……½束（130g）
赤たまねぎ……¼個
にんにく（みじん切り）……10g
しょうが（細切り）……10g
ココナッツミルク……大さじ1
ココナッツクリーム……大さじ1
ココナッツオイル……大さじ2
塩……小さじ½
黒こしょう……少々

作り方

1 ほうれん草は5㎝の長さに切り、根元は縦4つに切る。赤たまねぎは薄くスライスする。

2 フライパンにココナッツオイルを入れて中火で温め、1の赤たまねぎ、にんにく、しょうがの順に入れて5分ほど炒める。

3 1のほうれん草を入れ、ココナッツミルクとココナッツクリームを加えて中弱火で加熱し、塩、黒こしょうを入れて味をととのえる。

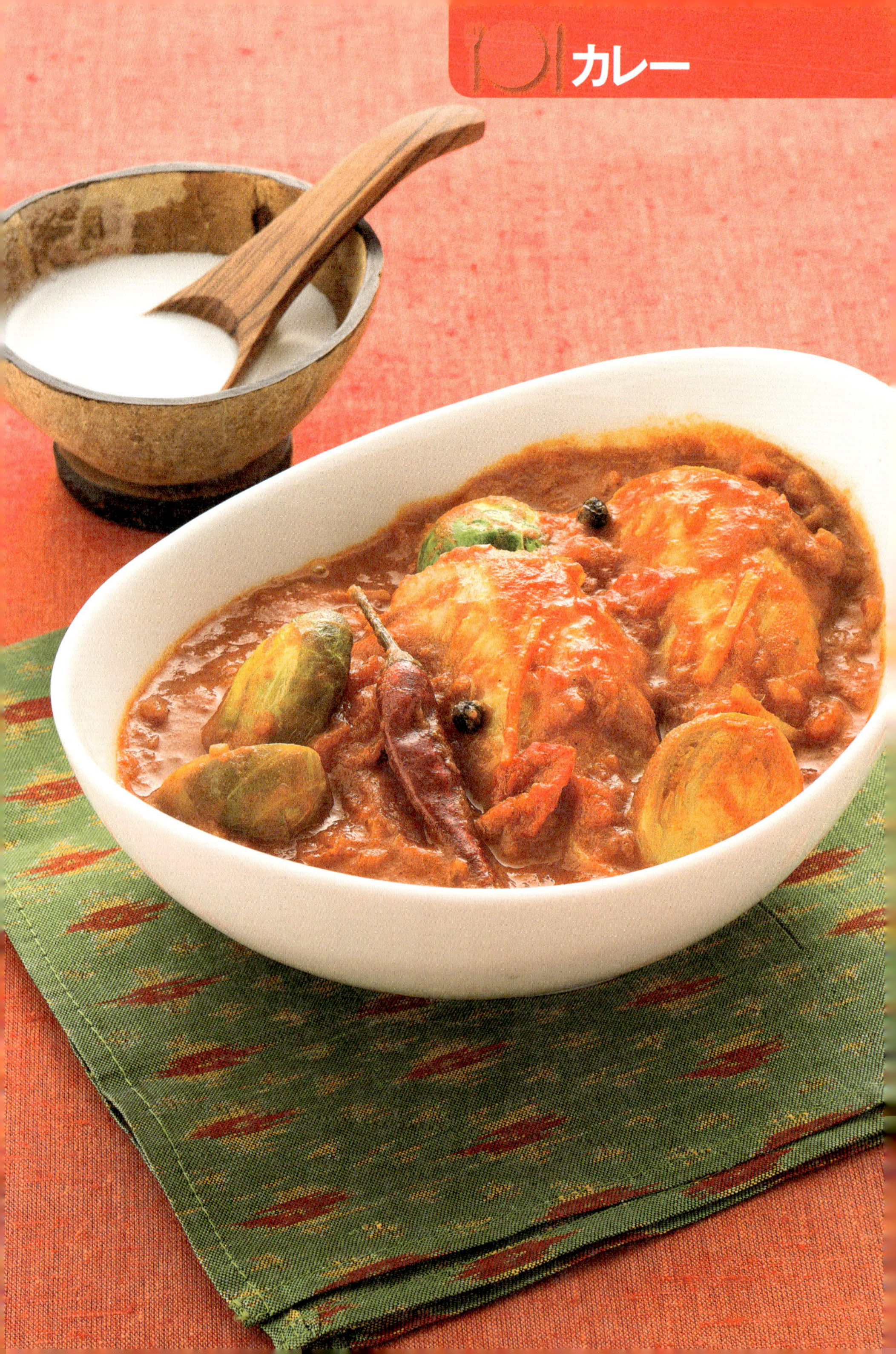

1人分　333kcal　炭水化物 16.5g　たんぱく質 13.7g　食物繊維 5.3g　中鎖脂肪酸 10.3g

チキン・レッドカレー

辛めに仕上げた
赤いカレーを
ココナッツミルクで
好みの辛さに調整しながら
おいしくいただきましょう。

材料（2人分）

鶏の手羽先……4本
たまねぎ……½個
芽キャベツ……4個
カレー粉……大さじ1⅓
赤とうがらし……2本
しょうが（細切り）……10g
黒こしょう……少々
トマト缶（ホール）……½缶
水……150mℓ
塩……小さじ½
コリアンダー……小さじ⅓
チリパウダー……大さじ⅓～½
ココナッツオイル……大さじ1
ココナッツミルクパウダー……大さじ2
ココナッツミルク……50mℓくらい

作り方

1 たまねぎをみじん切りにして、ココナッツオイルであめ色になるまで炒め、カレー粉、赤とうがらし、しょうが、黒こしょうを入れてさらに1分ほど炒める。

2 1に鶏の手羽先を入れて軽く焼き色がつくまで炒め焼きにする。

3 2にトマト缶の中身をすべて入れ、木べらでトマトをつぶしながら水を少しずつ加える。手羽先に十分に火が通るまで中弱火で煮る。

4 塩、コリアンダー、チリパウダー、ココナッツミルクパウダー、半分に切った芽キャベツを入れ、芽キャベツがやわらかくなるまで2分ほど煮る。ココナッツミルクを小さい器に入れ、好みでカレーに混ぜて辛さを調整しながらいただく。

Daniela's note

このカレーもP100のカレーも、私はフライパンで作っています。日本ではカレーは“煮込む”料理という印象があるかもしれませんが、フライパンで手早く火を通すことで、スパイスやココナッツミルクの香りを生かすことができます。

さばに豊富に含まれる
EPA、DHAは
中鎖脂肪酸とともに
大切な油です。

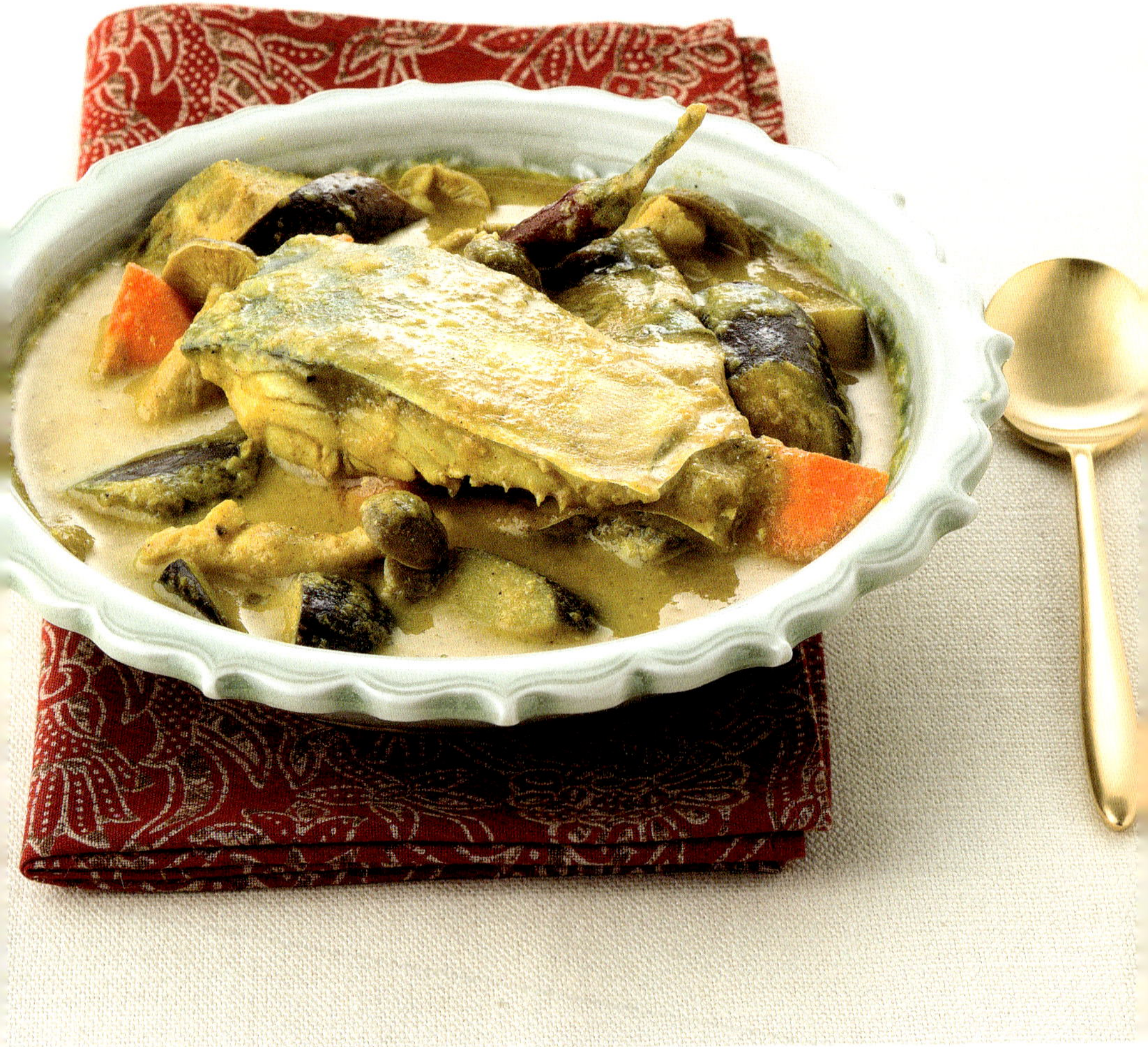

1人分				
549kcal	炭水化物 14.7g	たんぱく質 36.0g	食物繊維 5.2g	中鎖脂肪酸 11.0g

さばのイエローカレー

材料（2人分）

さば……4切れ
酒……適量
なす……1本
にんじん……⅓本
しめじ……½株
カレーソース
　ココナッツオイル……大さじ1
　クミンシード……小さじ1
　たまねぎ（みじん切り）……½個
　カレー粉……大さじ2
　水……100mℓ
ココナッツオイル……大さじ1
赤とうがらし……2本
水……200mℓ
ターメリック……大さじ½
ガラムマサラ……小さじ½
カルダモン……小さじ¼
塩……小さじ½
黒こしょう……小さじ¼
ココナッツミルク……40mℓ

作り方

1 さばは酒をふっておく。
2 なす、にんじんは乱切りにする。しめじは石づきを取って手でほぐす。
3 フライパンでココナッツオイルを温め、クミンシード、たまねぎ、カレー粉を順に入れて弱火で炒め、水を加えて温める。ミキサーに入れて撹拌し、カレーソースを作る。
4 空にした3のフライパンでココナッツオイルを温め、2と赤とうがらしを入れて野菜に8割ほど火が通るまで炒める。3と水を入れて温まったら、1を加えて中火で煮る。
5 さばに火が通ったら、ターメリック、ガラムマサラ、カルダモン、塩、黒こしょう、ココナッツミルクを順に入れて味をととのえる。

Daniela's note

さば、いわし、さんまなどに豊富に含まれるEPA、DHAは、「オメガ3系」に属する脂肪酸です。体内の炎症を抑え、中性脂肪を減らす、血栓が作られるのを防ぐ、脳や神経組織によい影響を及ぼすなどの働きが注目されており、中鎖脂肪酸とともに積極的にとりたい油です。

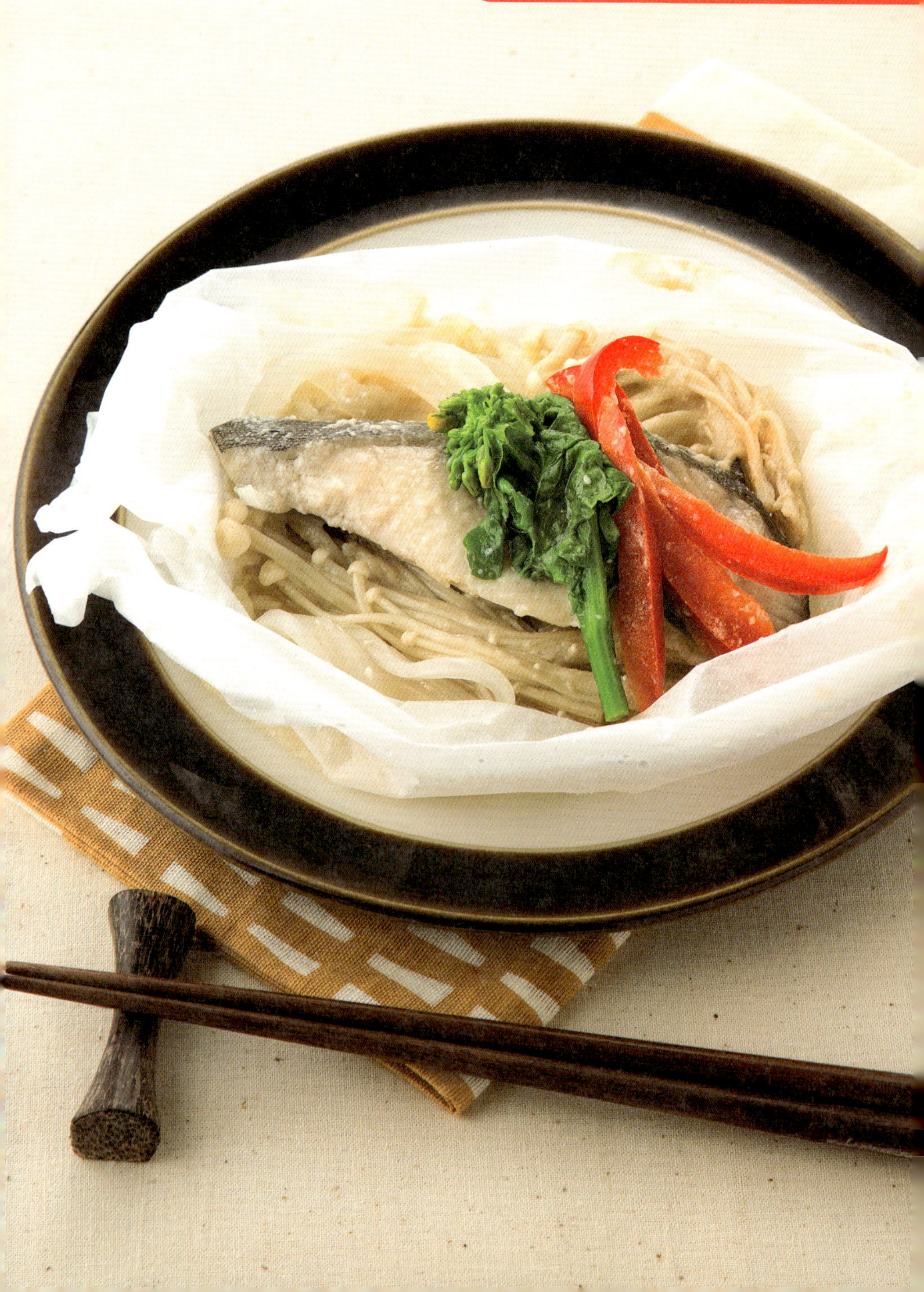

1人分 300kcal 炭水化物 25.6g たんぱく質 29.5g 食物繊維 5.9g 中鎖脂肪酸 2.4g

たらの西京蒸し

西京みそに
スプーン2杯の
ココナッツミルクパウダーを。
栄養豊富な酒かすで
さらにヘルシーになります。

材料（2人分）

たら（切り身）……2切れ
西京みそ
- 酒かす（ぬるま湯でふやかしたもの）……100g
- みそ……大さじ2
- ココナッツミルクパウダー……大さじ2

たまねぎ……½個
えのきたけ……½袋
赤パプリカ……½個
菜の花……2房

作り方

1. 酒かす、みそ、ココナッツミルクパウダーをよく混ぜて西京みそを作り、たらの切り身を半日つけ込む。
2. たまねぎは薄くスライスする。えのきたけは石づきを取り、半分の長さに切る。赤パプリカは細切りにする。
3. クッキングシートを2枚用意し、それぞれ中央にたまねぎ、えのきたけを並べ、上にたらの切り身を1切れずつのせ、その上に菜の花、赤パプリカをのせて包み込む（右下の写真参照）。
4. フライパンに3を入れ、水大さじ3くらい（分量外）を入れ、ふたをして火にかける。沸騰したら火を弱めて5分ほど蒸す。
5. 皿にのせてクッキングシートを開き、盛りつけをととのえる。

Daniela's note

酒かすは、ビタミンB_2・B_6、アミノ酸などを豊富に含む栄養価の高い食品です。糖質オフにするためには日本酒はNGですが、発酵食品である酒かすは大いに活用しましょう。蒸し料理にすれば、水溶性であるビタミンB群もむだなくとることができます。

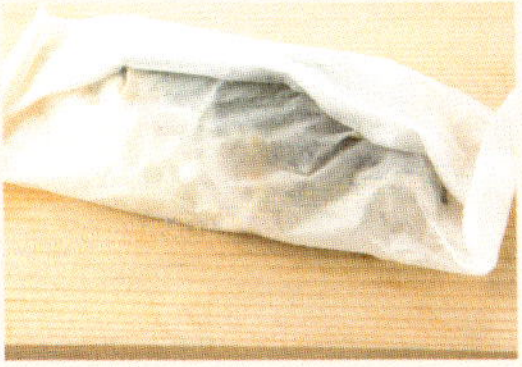

野菜と魚を重ねてクッキングペーパーで包み、フライパンで蒸します。

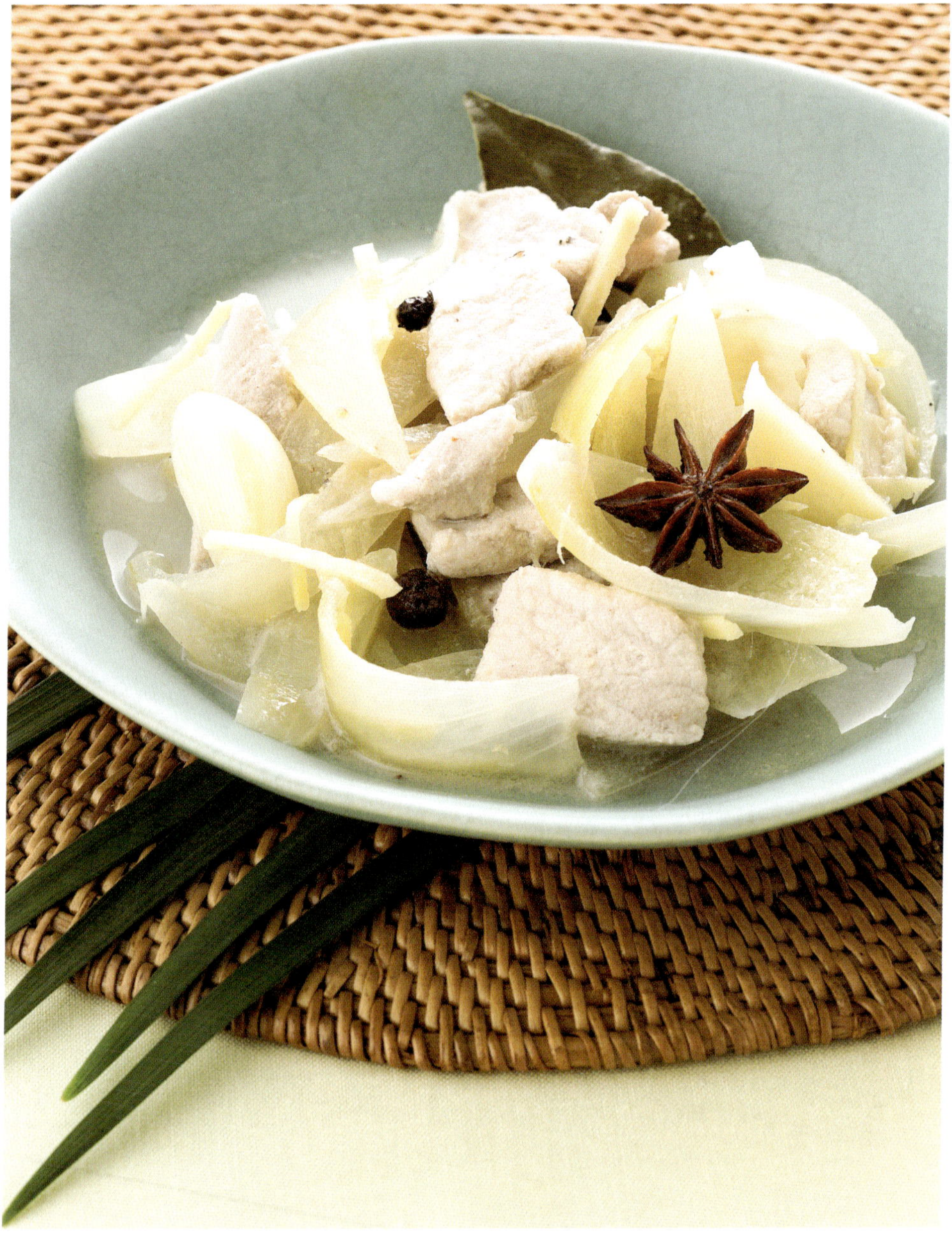

1人分 501kcal 炭水化物 19.7g たんぱく質 17.2g 食物繊維 2.0g 中鎖脂肪酸 15.9g

豚肉のピニャコラーダ煮

パイナップルが肉をやわらかくし、
ココナッツミルクが
パイナップルの酸味をまろやかにします。

材料（2人分）

豚肉（肩ロース）……150g

つけこみ液（ピニャコラーダ液）

- パイナップルジュース……100mℓ
- しょうゆ……大さじ½
- カレー粉……少々
- にんにく（縦4つに切り、包丁でつぶす）……1片
- 粒こしょう（黒）……6粒
- ローリエ……1枚

たまねぎ……1個

ココナッツミルク……200mℓ

塩……少々

（お好みで）八角……2個

水……200mℓ

しょうが……20g

作り方

1. 豚肉は3～4cmに切る。鍋につけこみ液の材料をすべて混ぜ合わせ、豚肉をつけて2時間ほど置く。
2. 1に水を加えて中火にかけ、塩、お好みで八角を入れる。途中でくし形に切ったたまねぎを加え、アクを取りながら中弱火で肉がやわらかくなるまで煮る。
3. ココナッツミルクを加え、煮立たないように火加減しながら10分ほど加熱する。器によそい、細切りにしたしょうがをのせる。

Daniela's note

パイナップルはたんぱく質を分解する酵素を含んでいるので、料理の肉をやわらかくするとともに、肉の消化を助けます。豚肉に豊富に含まれるビタミンB_1やパイナップルのクエン酸は、疲労回復を助けてくれる栄養素です。

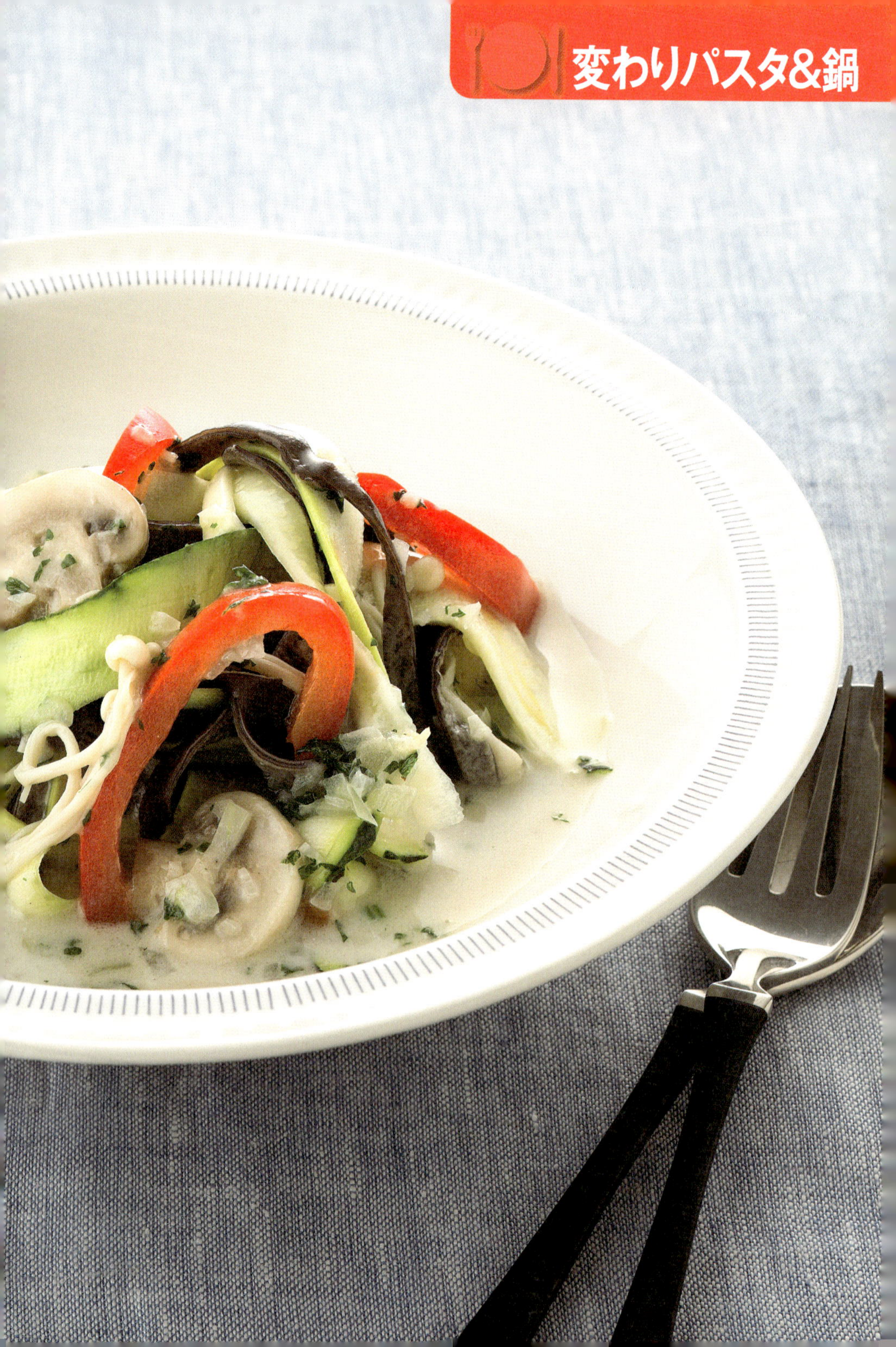

1人分 144kcal 炭水化物 9.4g たんぱく質 3.7g 食物繊維 4.7g 中鎖脂肪酸 7.5g

ズッキーニのきのこクリームパスタ

ズッキーニを細長くむいて
パスタに見立てた一品。
糖質オフとは思えない満足感があります。
3種類のきのこの旨みが
ココナッツミルクに溶け出ています。

材料（2人分）

ズッキーニ……1本
きくらげ……6g
えのきたけ……1/4袋
マッシュルーム……4個
赤パプリカ……1/4個
にんにく……1片
パセリ……4房
ココナッツオイル……大さじ1
ココナッツミルク……大さじ3
だし汁（昆布）……150mℓ
塩……小さじ1/2
黒こしょう……少々

作り方

1. ズッキーニはピーラーで薄く細長くスライスする。きくらげは水で戻し、細切りまたは食べやすい大きさに切る。えのきたけは石づきを取り、半分の長さに切る。マッシュルームは薄くスライスする。赤パプリカは細切りにする。にんにくはみじん切りにする。
2. ズッキーニをだし汁で軽くゆで、ざるに上げる。
3. 鍋でココナッツオイルを温め、1のにんにくときのこをすべて入れて中弱火で炒める。火が通ったら塩、赤パプリカ、ココナッツミルク、黒こしょうを順に入れてさっと温める。
4. 2を入れてすぐに火を止め、ふたをして1分置く。器に盛り、みじん切りしたパセリを散らす。

Daniela's not

糖質オフの食事でパスタが食べたくなったときにおすすめのレシピです。低カロリーで食物繊維が豊富なきのこは、ダイエットに最適な食品。旨み成分もたっぷりです。ズッキーニをだし汁でゆでることできのこの旨みと重なり合い、さらにおいしさがアップします。

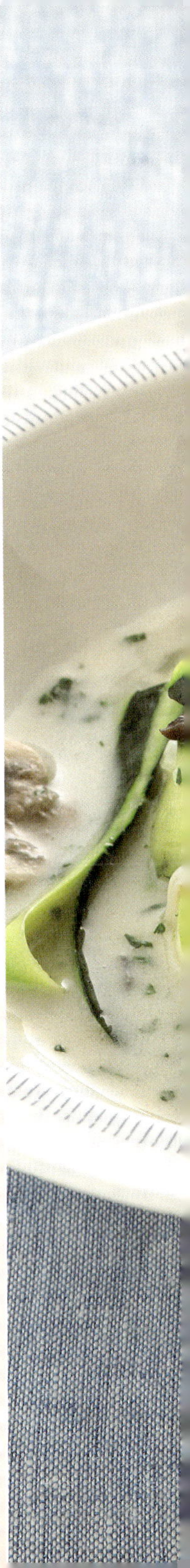

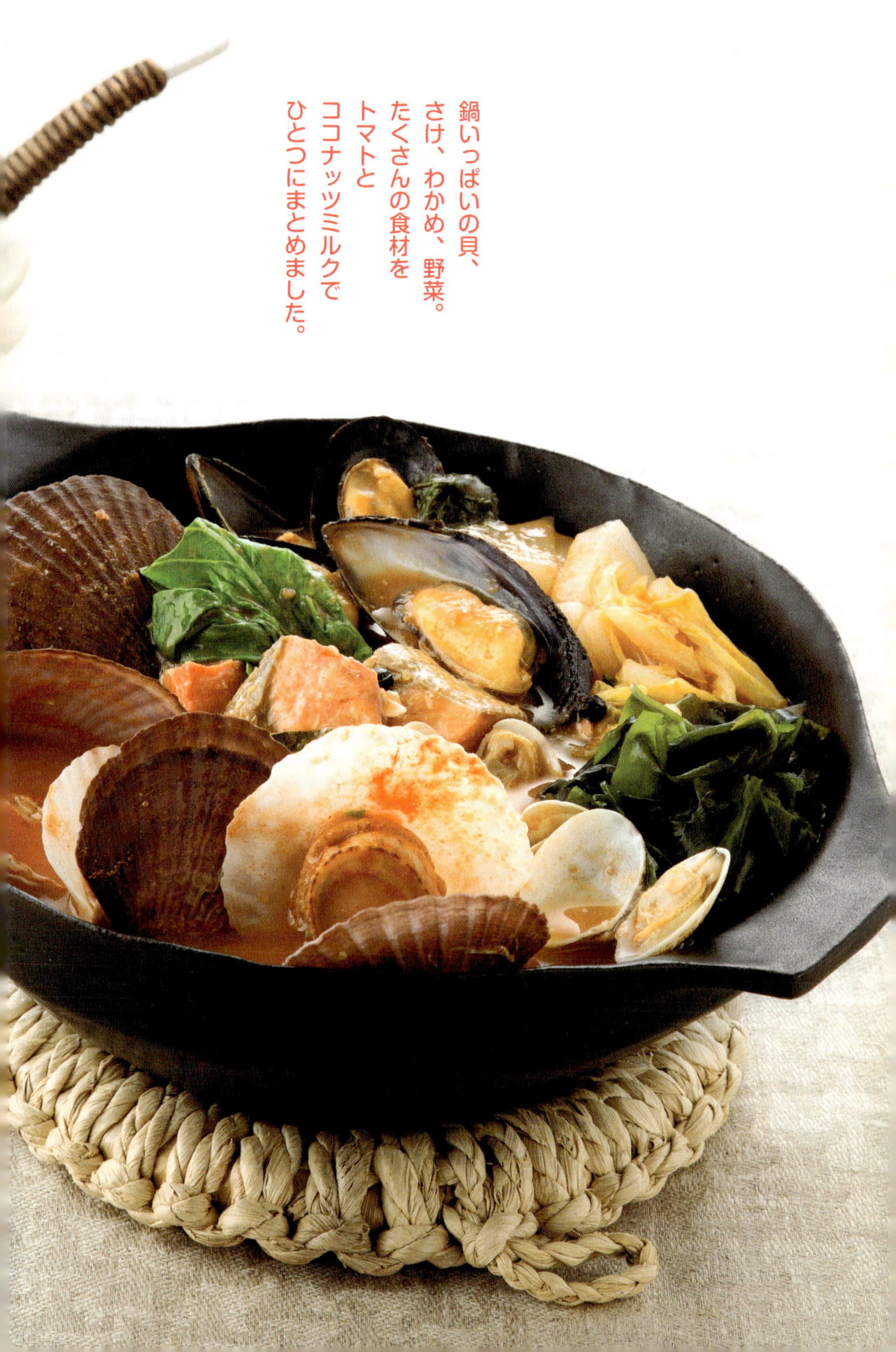

鍋いっぱいの貝、
さけ、わかめ、野菜。
たくさんの食材を
トマトと
ココナッツミルクで
ひとつにまとめました。

1人分 365kcal 炭水化物 20.2g たんぱく質 40.9g 食物繊維 5.8g 中鎖脂肪酸 4.8g

トマト味のブイヤベース

材料（2人分）

あさり……150g
ムール貝……4個
ベビーホタテ……4個
さけ（切り身）……2切れ
わかめ（塩蔵）……40g
白菜……2枚
セロリの葉……1株分
大根……4㎝

トマト（ホール缶）……½缶
水……400㎖
ローリエ……2枚
粒こしょう（黒）……10粒
A ココナッツミルク……60㎖
A 白みそ……大さじ1
A 塩……小さじ¼

作り方

1 あさりは塩水に1時間つけて砂抜きし、ざるにあげる。ムール貝、ベビーホタテは塩水で洗ったあと真水で洗う。さけはひと口大に切る。わかめは水に5分ほどつけて塩抜きし、ざく切りにする。白菜、セロリの葉はざく切りにする。大根は短冊切りにする。

2 鍋にトマトのホール缶、水、ローリエ、粒こしょうを入れて中火にかける。トマトを木べらでつぶしながら混ぜ、全体がなじんだら1の貝を入れる。

3 貝が開いたら、1のさけ、わかめ、野菜を順に入れる。

4 具材がほぼ煮えたら火を弱め、Aを入れる。煮立てるとココナッツミルクが分離するので、弱火のまま全体を温めて火を止める。

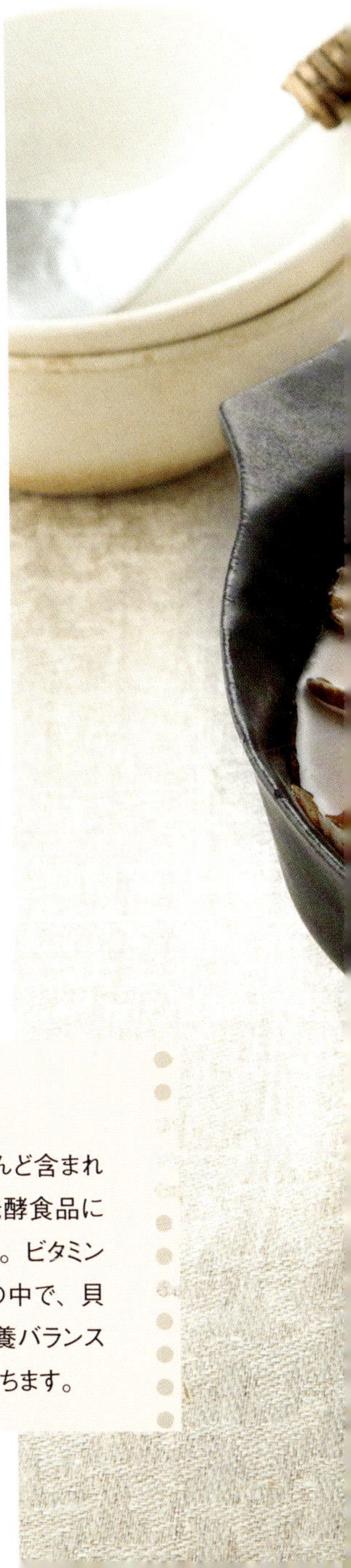

Daniela's note

貝類に共通して多い栄養素の中で、ビタミンB_{12}に注目してみます。ビタミンB_{12}は、造血や、神経の機能の維持などに必要な栄養素で、不足すると悪性貧血や神経障害などを起こすことが知られています。植物性の食品にはほとんど含まれず、みそ、納豆などの発酵食品に微量に含まれているのみ。ビタミンB_{12}を含む動物性食品の中で、貝は低カロリーなので、栄養バランスのとれたダイエットに役立ちます。

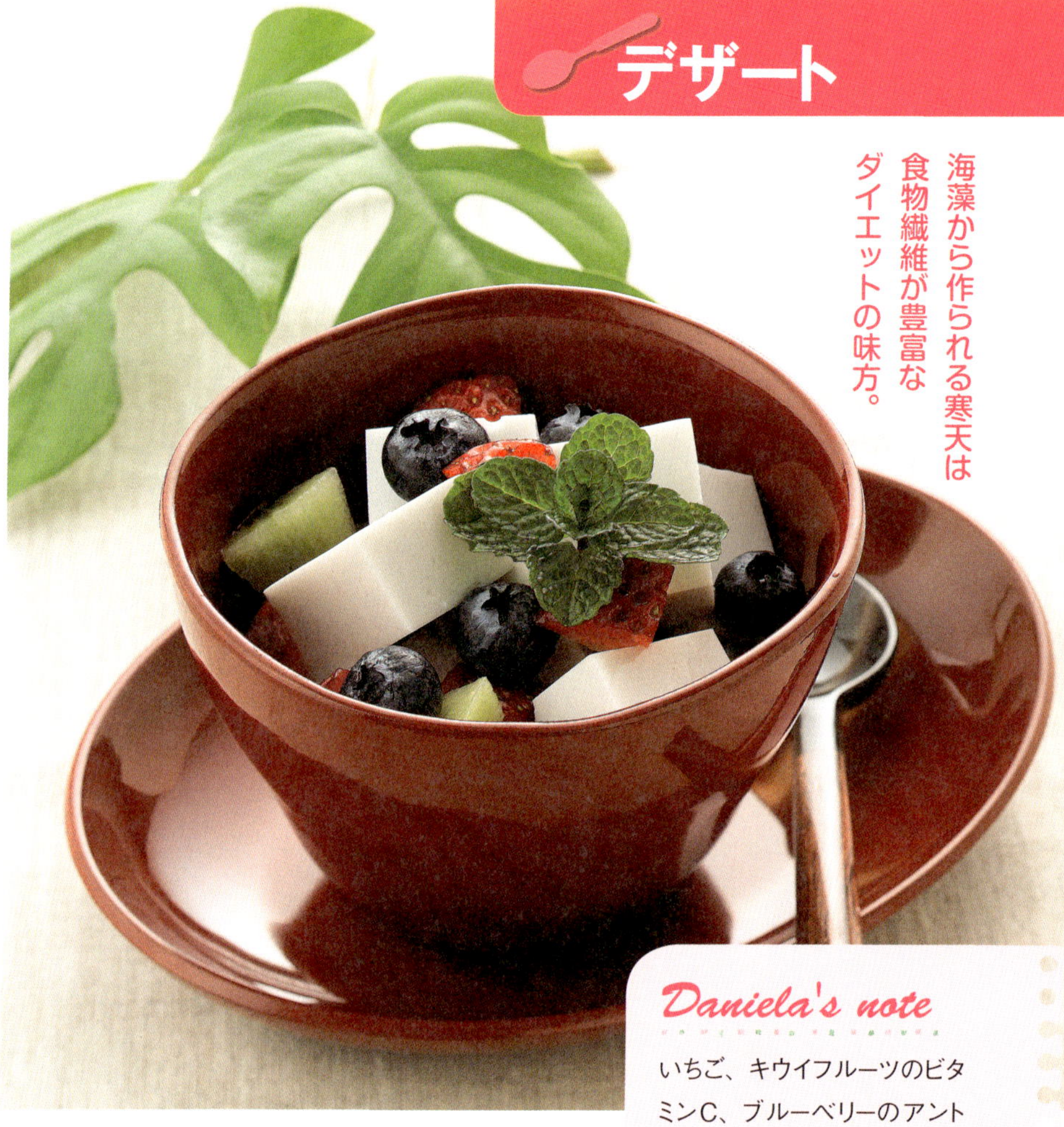

海藻から作られる寒天は
食物繊維が豊富な
ダイエットの味方。

Daniela's note

いちご、キウイフルーツのビタミンC、ブルーベリーのアントシアニン、ココアのカカオポリフェノール。とりたい栄養素を集めたヘルシーデザートです。

1人分		炭水化物	たんぱく質	食物繊維	中鎖脂肪酸
	360kcal	35.6g	3.1g	2.0g	15.9g

ミルク寒天

材料（2人分）

いちご……2個
キウイフルーツ……½個
ブルーベリー……12粒
ミント……2枝
粉寒天……2g
水……100mℓ
はちみつ……大さじ3
ココナッツミルク……200mℓ

作り方

1 いちご、キウイフルーツは1cmの角切りにする。ブルーベリーは洗って水をきっておく。

2 鍋に水を入れて火にかけ、粉寒天をふり入れ、混ぜながら中火で煮溶かす。完全に溶けたらはちみつを加えてよく混ぜる。弱火にしてココナッツミルクを少しずつ入れる。

3 2をバッドに注ぎ、粗熱が取れたら冷蔵庫で冷やし固める。よく冷えたら四角く切り、器に盛って1とミントを飾る。

ココナッツミルクや
バニラエッセンスで
香りをつけると
豆腐とは気づかない
上品なデザートに。

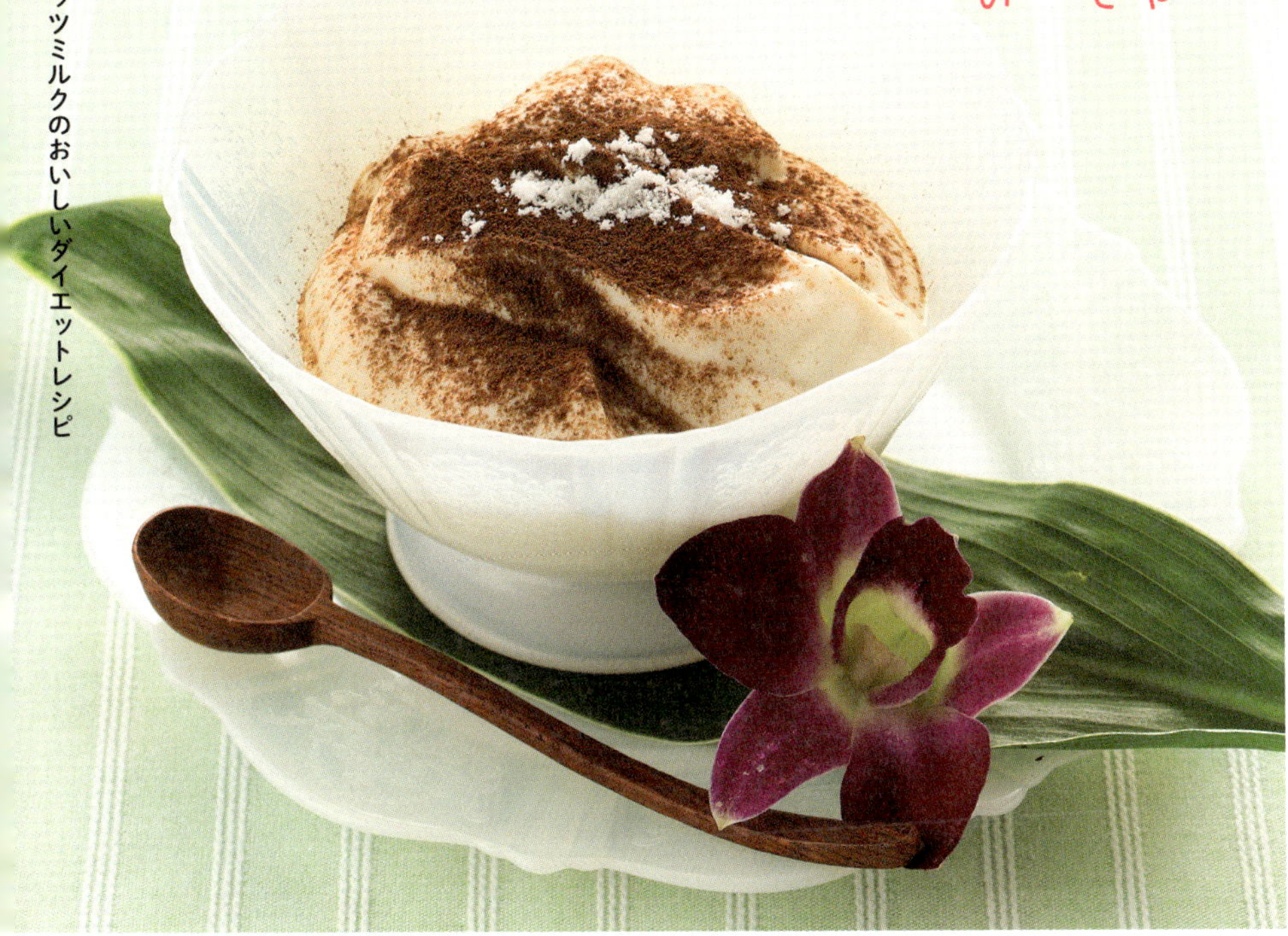

1人分　273kcal　炭水化物 33.6g　たんぱく質 11.7g　食物繊維 2.1g　中鎖脂肪酸 2.8g

豆腐のティラミス

材料（2人分）

絹ごし豆腐……1丁
（水切りして300g）

A
- ココナッツミルクパウダー
……大さじ2
- はちみつ……大さじ3
- レモン汁……大さじ1

A
- バニラエッセンス
……小さじ½
- （好みで）ラム酒
……小さじ¼

ココアパウダー
……大さじ2

作り方

1 絹ごし豆腐は重しをのせて1時間以上水切りする。

2 1とAをミキサーに入れ、なめらかになるまで撹拌する。

3 器に2を1人分の3分の1入れ、茶こしでココアパウダーをふりかける。これを2回繰り返し、いちばん上にココナッツミルクパウダー少量（分量外）をふる。

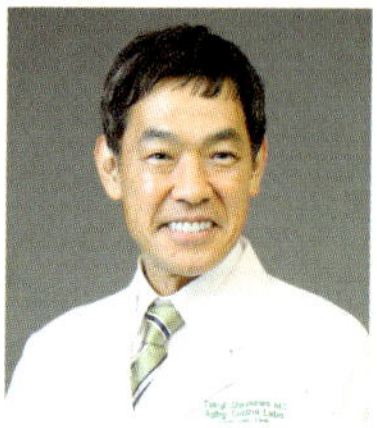

白澤卓二 しらさわ・たくじ

順天堂大学大学院医学研究科
加齢制御医学講座教授
日本アンチエイジングフード協会理事長
日本ファンクショナルダイエット協会理事長

1982年、千葉大学医学部卒業。1990年同大学大学院医学研究科博士課程修了、医学博士。専門はアルツハイマー病の分子生物学、寿命制御遺伝子の分子遺伝学。老化防止対策、アルツハイマー病に伴う認知症改善などのわかりやすい解説で、テレビ、雑誌、講演などで活躍。医学監修書に『アルツハイマーの改善&予防に! ココナッツオイルでボケずに健康』(主婦の友社)、著書に『2週間で効果がでる! ＜白澤式＞ケトン食事法』(かんき出版)、翻訳書に『「いつものパン」があなたを殺す』(三笠書房)など多数。

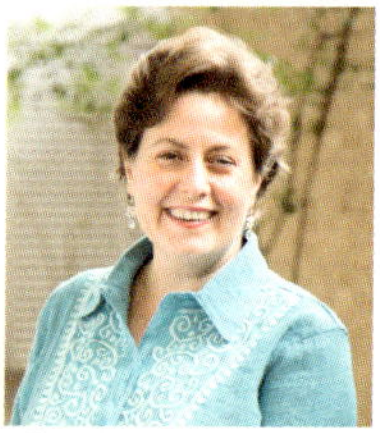

ダニエラ・シガ

順天堂大学大学院医学研究科
加齢制御医学講座協力研究員
日本アンチエイジングフード協会理事
日本ファンクショナルダイエット協会国際連携担当

ルーマニア出身。料理研究家、ライフスタイルデザイナー。ヒューロン国際大学経営学修士(MBA)修了後、テンプル大学大学院でアメリカ法と教育を学ぶ。ヨーロッパ、アジア、アメリカ、南米において、アンチエイジング、健康、持続可能な食・料理をテーマとする学会等に参加し研究を進める。白澤教授との共著に、『カラダとココロが喜ぶ塩選び&ごちそう塩レシピ』(日本文芸社)、『アルツハイマーの改善&予防に！ココナッツオイルでボケずに健康』(主婦の友社)、翻訳書に『医者を見限る勇気』(神宮館)など多数。

◎ STAFF

執筆協力/大政智子
撮影/岡田ナツ子
スタイリング/飯倉孝枝
料理アシスタント/遠藤宝子　菅下美欧
栄養計算/山田智子(フード・アイ)
デザイン/春日井智子　門川純子(ダグハウス)
編集/川島晶子(ダグハウス)

商品提供/日仏貿易株式会社　TEL 0120-003-092

Dr.白澤のココナッツミルク・ダイエット

2015年5月25日　初版　第1刷発行

著　者　白澤卓二　ダニエラ・シガ
発行者　木村通子
発行所　株式会社 神宮館
〒110-0015　東京都台東区東上野1丁目1番4号
電　話　03-3831-1638(代表)
FAX　03-3834-3332
ホームページアドレス　http://www.jingukan.co.jp
印刷・製本　誠宏印刷 株式会社

ISBN 978-4-86076-246-9
Printed in Japan
1550110